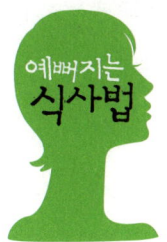

예뻐지는
식사법

자연주의 식습관이 내 몸을 바꾼다

예뻐지는 식사법

나카 미에 • 나카 히로유키 지음
이와사키 유카 감수 | 정유선 옮김

아이콘북스

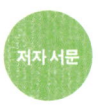

예뻐지는
'마크로비오틱' 식사법

나는 '기분이 좋게 마음은 편하게' 예뻐지기 위한 '음식'을 제안하는 요리 연구가다. 내가 교장을 맡은 오사카의 '마크로비 쿠킹 스쿨'과 도쿄의 쿠킹 살롱 '미에스룸(mie's room)'에서는 요리 교실과 음식으로 예뻐지는 교실을 열어 학생들이 쾌적한 몸과 마음을 가질 수 있도록 돕고 있다.

15년 전 처음 음식과 관련된 일을 시작했을 때, 나의 스승이자 '마크로비오틱(macrobiotic)'의 세계적 권위자로서 마크로비오틱을 전 세계에 보급하고자 애쓰는 쿠시 미치오 선생님은 "요리는 생명을 만듭니다. 당신의 일에 자부심을 가지세요."라고 말씀하셨다.

그때까지 나는 '식사는 맛있으면 된다', '살찌지 않으면 된다' 정도로 생각했기 때문에 음식이 내 몸을 만든다는 의식이 전혀 없었다. 영양소와 칼로리에는 민감하면서도 입 속으로 들어 온 음식물이 몸속에서 어떻게 쓰이고 있는지에 대해선 조금도 관심이 없었다. 요리를 할 때도 '이 조미료와 이 재료를 섞으면 어떤 맛이 날까?' 하고 맛에 대한 생각밖에 하지 않았다. 매일 하는 식사에 대해 그저 살찌지 않도록 해야겠다는 생각으로 음식을 선택했던 것 같다.

그런 내게 쿠시 미치오 선생님의 말씀은 '먹는다는 것', 그리고 '요리를 한다는 것'의 의미와 그 중요성을 깨닫게 한 계기가 되었다. 그로부터 15년 동안 음식이 몸과 마음, 사고방식, 그리고 살아가는 방법에까지 영향을 미친다는 사실과 먹는다는 것이 생명과 직결되어 있다는 사실을 실감하고 있다.

내가 먹은 음식이 내 몸에 어떤 영향을 미칠까? 그리고 기분에 어떤 작용을 하고 있을까? 나는 신기할 정도로 그 변화를 체험해 왔다. 골칫거리였던 만성 알레르기성 비염이 지금은 말끔히 나았고, 매달 시달리던 생리통도 사라졌다. 체중도 다이어트를 하느라 고민하며 먹었을 때보다 스트레스 없이 맘껏 먹으면서도 46kg을 유지하고 있다. 눈과 코 등 외모에 대한 콤플렉스가 사라지고 무엇보다 자신을 소중히 하고픈 마음이 솟아나는 큰 변화였다. 또 나와 함께 공부하는 많은 학생들로부터, 식사를 통해 몸과 마음의 변화를 체험했으며 '자기가 원하는 진정한 자신의 모습'을 찾았다는 이야기를 자주 듣게 되었다.

목소리, 생각, 피부 상태, 몸 상태, 이 모두가 음식과 큰 관계가 있다. 만약 이 책을 읽는 독자 가운데 어딘가에 자신이 없고 자기 자신을 찾아 나서는 여행 중에 있다면 꼭 이 책을 끝까지 읽기 바란다. 이 책은 당신이 진정한 자신과 만날 수 있는 방법을 알려 주기 때문이다. 그리고 이 책을 통해 다음 두 가지 사실을 이해하게 될 것이다.

🌱 음식의 선택으로 얼굴, 몸, 마음, 생각, 살아가는 방법까지도 바꿀 수 있다.

🌱 먹는다는 것은 생명을 자라나게 하는 데 있어 매우 중요하다.

꼭 이 두 가지를 당신의 라이프스타일에 포함시켰으면 한다. 음식을 선택하는 일, 그것은 당신 자신을 보다 '기분 좋고 마음이 편안한' 행복한 상태로 이끌어 주는 간단한 방법이다. 나 역시 이 두 가지를 알게 되면서 나 자신을 사랑하게 되었고, 지금까지보다 몇 배나 더 값진 인생을 살 수 있게 되었다.

당신의 얼굴도 생각도 먹고 있는 음식을 바꾸면 반드시 달라진다. 당신의 집에 부엌이 있고 음식에 대한 약간의 의식 변화가 있다면 당신은 충분히 아름다워질 수 있다. 지금보다, 그리고 미래를 위해 더욱 아름다운 당신을 지금부터 함께 만들어 가고 싶다.

Before

마크로비오틱을 알기 전의 저자(당시 33세, 163cm, 55kg). 이때는 앞니가 돌출되어 입이 다물어지지 않아서 어머니께 "입 다물어라." 하고 야단을 맞은 적도 있다. 코는 지금보다 크고 얼굴도 둥글었다. 코와 볼의 부기는 신장의 상태가 정체되어 있었기 때문이다.

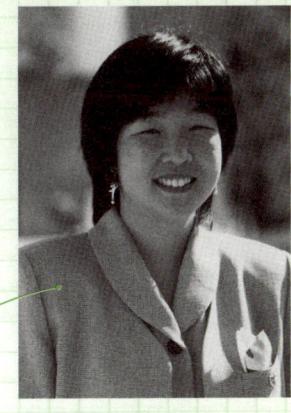

1년 후

After

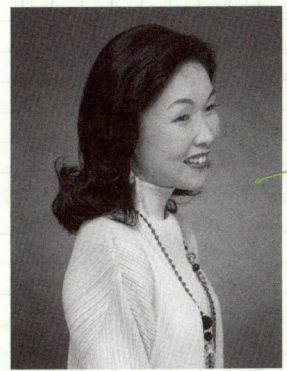

14년 후

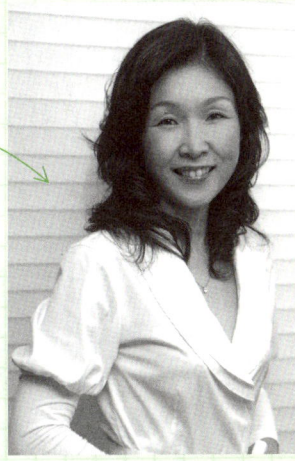

28일 동안, 동물성 식품과 설탕을 넣지 않은 식사를 한 후 체중이 48kg으로 감소했다. 부어서 부석부석했던 얼굴과 눈가의 부기가 사라졌다. 코도 약간 높아졌다. 20년 동안 앓은 만성 알레르기성 비염이 사라지고, 우울한 기분도 사라졌다.

48세 현재, 스트레스 없이 식사하면서 46kg을 유지하고 있다. 지금이 33세 때보다 몸도 마음도 더 젊다.

CONTENTS

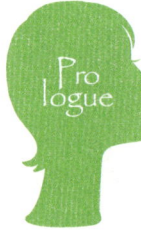

Pro
logue

식사법을 바꾸면
얼굴도 인생도 아름다워진다

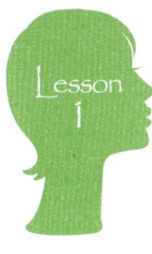

아름다움의 비결은 '음양의 균형이다

Lesson 1

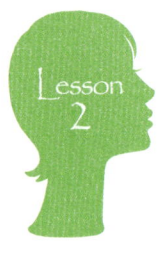

Lesson 2

이상적인 얼굴, '마크로비오틱 미인'의 정의

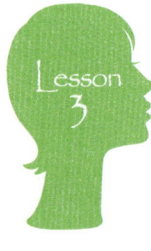

Lesson 3

얼굴에 나타난 건강신호 읽는 법

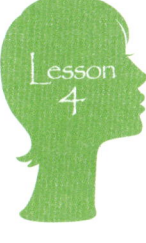

Lesson 4

당신의 고민별, 마크로비오틱 예쁜 얼굴 만드는 법

눈의 모양과 위치, 눈 상태 파악 ● 쌍꺼풀이 없는 눈 | 쌍꺼풀이 있는 눈 | 몰려 있는 눈 | 눈 사이가 멀다 | 속눈썹이 길다, 짧다 | 눈 밑의 처짐 | 눈 밑의 다크서클
눈 주위의 피부색 ● 눈 주위의 피부가 검다 | 눈 주위의 피부가 불그스름하다 | 눈 주위의 피부가 보라색을 띤다 | 눈 주위의 피부가 노르스름하다 | 눈 주위의 피부가 칙칙하다

코가 낮다 | 주먹코 | 코끝이 빨갛다 | 매력적인 코를 만든다

입술의 모양 ● 도톰한 윗입술 | 도톰한 아랫입술 | 세로 주름과 건조함
입술의 색 ● 입술색이 검은 편이다 | 입술색이 검붉은 편이다 | 입술색이 너무 붉다 | 입술색이 흰 편이다

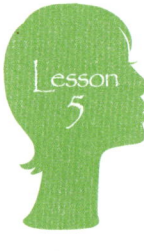

Lesson 5

마크로비오틱 미인이 되는 식사법

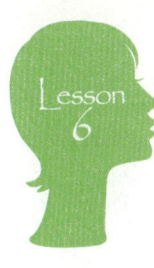

Lesson 6

더 아름다워지는
레시피와 생활방법

식사법을 바꾸면
얼굴도 인생도
아름다워진다

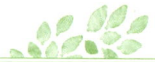

아름다움은
음식으로 만들어진다

여성의 예뻐지고 싶다는 생각은 매우 멋진 일이다. 나를 포함해 모든 여성이 아름다워지고 싶다고 생각했으면 좋겠고, 예쁜 모습을 끊임없이 갈망했으면 한다.

어느 사전을 보면, '예쁘다'의 의미가 '보고 있을 때 편안하고 기분 좋은 모습'이라고 쓰여 있다. 내가 제안하는 '예쁘다'도 '편안하고 기분 좋은 모습'을 몸에 담는 일이다. 예쁜 모습을 계속 원하는 것은 기분 좋은 상태를 끊임없이 갈망하는 일이다.

자신을 더욱 쾌적하게 하고 멋진 인생을 보내려면 쉴 새 없이 '선택'을 해야 한다. "자신을 보다 쾌적하게 하기 위해 무엇을 선택하면 되나요?"라는 질문을 받으면, 나는 망설이지 않고 대답한다. "그것은 음식입니다."라고.

우리의 몸과 마음이 음식으로 이루어져 있다는 것은 누구나 알고 있는 듯하지만 실제로는 별로 의식하지 못한다. 평상시 아무렇지 않게 먹고 있는 한 끼 한 끼의 식사가 당신의 몸과 마음을 만들고 있다. 얼굴도 만들고 있다. 그리고 아름다움도 만들고 있다.

어떤 당신을 만들 것인가에 따라 음식을 선택하면 된다는 사실을 깨달았는가? 당신의 건강 상태와 아름다움의 원천이 음식으로 이루어졌다는 사실을 알았다면 당신은 어떤 음식을 고르겠는가? 지금 먹은 음식이 당신의 기분과 마음까지 만든다면 당신은 어떤 기분을 만드는 음식을 먹겠는가? 이렇게 생각한다면 음식을 고르는 일이 즐거워질 것이다.

예부터 '얼굴은 마음의 거울'이라고 했다. 얼굴은 당신의 몸 전체를 표현한다. 그리고 내장과 얼굴은 아주 밀접한 관계가 있다. 얼굴 전체가 몸을 비추는 거울인 것이다.

동양의학에서는 '망진(望診)'이라 하여 얼굴을 보고 그 사람의 내장 상태를 파악하는 방법이 있다. 또한 인상학에서는 얼굴을 보고 인생까지 점친다. 즉, 얼굴은 당신의 전체를 나타낸다.

지금 당신의 얼굴이 인상학에서 좋지 않은 상이라 하더라도 걱정할 필요는 없다. 인상은 지금부터 바꿀 수 있다. 그것은 우리가 음식으로 이루어져 있기 때문이다. 지금까지 해왔던 음식의 선택을 바꿔 나가면 당신의 얼굴은 변한다.

성인식 때 들은 "스무 살까지의 얼굴은 부모 책임, 그 이후에는 자신의 책임"이라는 말은 지금까지도 마음속 깊이 남아 있다. 그 말대로 스무 살까지는 엄마가 만들어 주는 식사를 하는 사람들이 대부분이다. 하지만 성인이 되면 자신이 음식을 선택하게 된다. 식사의 자유를 얻음과 동시에 식사에 대한 책임을 지게 되는 것이다.

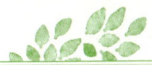

아름다움을 만드는
60조의 소인들

나는 우리의 몸이 음식으로 이루어졌다는 것을 설명할 때 '60조의 소인'이
라는 예를 들어 이야기하곤 한다.

우리의 몸은 60조가 넘는 세포로 이루어져 있다. 이 세포는 우리가 의
식하지 않아도 항상 우리의 몸을 만들고 있다. 세포들을 상상할 때는 소인
들이 몸속에서 몸을 만들기 위해 열심히 일하고 있다고 생각해 보자. 소인
들은 '주인'에게 매우 충실하며, 우리가 보내 준 재료(=음식)로 머리카락,
피부, 내장조직 등을 만든다. 그것도 쉬지 않고 24시간 체제로 말이다.

얼마나 고마운 일인가. 그런데도 우리는 아무 생각 없이 "왜 이렇게
머리카락이 부스스하지?", "여기 기미 좀 어떻게 안 될까?" 하며 제멋대로
말하고는 어느 날 깨닫는다. 소인들은 우리가 보내 준 재료를 가지고 불평
없이 우리 몸을 만들어 줬다는 사실을 말이다.

만약 몸 상태가 나빠지거나 미용 상의 트러블이 생겼다면 분명 소인들이 몹시 지쳐 있을 때일 것이다. 한계에 달할 만큼 노력한 소인들이 "주인님, 부탁입니다. 어떻게 좀 해주세요."라고 우리에게 보내는 메시지라고 생각해야 하지 않을까?

나는 몸의 구조를 공부하면서 살아 있다는 것이 얼마나 훌륭한 일인지를 깨달았다. 나 자신은 무력하지만 살아 있다는 것 자체가 이미 엄청난 힘을 갖고 있다는 것을 알게 되었다. 만약 소인들이 정말 있다면 나는 어떻게 그들에게 감사해야 할까 생각했다. 소인들이 기뻐할 만한 환경을 만들고 보다 편하게 일하도록 돕고 싶다면, 소인들에게 전달하는 음식의 질을 바꾸는 것이 내가 할 수 있는 유일한 일이라는 결론에 이르렀다.

그래서 나는 '배가 고프니까 먹는다', '오늘은 즐거움을 위해 먹는다', '오늘은 사람과 만나서 먹는다', '호기심으로 먹는다'라는 생각보다는 '오늘은 소인들을 위해 먹는다', 즉 내 몸을 위해 먹는다는 생각으로 음식을 고른다. 소인들에게 질 좋은 재료를 전달한 결과, 피부의 질도 머리카락의 질도 변화가 일어나기 시작했다. 물론 몸 상태도 마음 상태도 매우 쾌적해졌다. 우리는 음식으로 이루어져 있다. 그래서 음식이 바뀌면 반드시 당신은 변화한다.

마음을 컨트롤하는
기술을 찾다

내가 마크로비오틱 식사법을 알게 된 것은 서른세 살 때였다. 지금으로부터 딱 15년 전의 일이다. 만약 이 식사법을 알지 못했다면 지금 내 모습이 어떨지 상상하는 것조차 두렵다.

그 당시 나의 키는 지금과 같은 163cm, 체중은 55kg이었다. 살이 많이 찐 건 아니었지만 얼굴만은 언제나 통통하게 부어 있었다.

가장 큰 콤플렉스는 부석부석하게 부어 있는 한 겹의 눈꺼풀이었다. 어릴 적부터 눈이 가늘고 웃으면 눈이 안 보이는 게 싫어서 잘 웃지 않으려고 했을 정도다. 그래서 당시 쌍꺼풀 수술을 신중히 고민하고 있었다.

어릴 적부터 신장이 약했던 나는 몸이 잘 붓는 편이고, 특히 얼굴이 잘 부었다.

대학을 졸업한 후, 학교에서 배운 유아교육의 지식을 살려 유치원에

취직을 했다. 그 후에는 대기업에서 비서 겸 서무 업무를 하다가 기업 연수의 트레이너를 하게 되었다.

어떠한 일도 사람을 대하는 일이었기 때문에 사람의 '마음'에 대해 관심이 많았다. 또한 나 자신에 대해 자신감이 없고 마음을 잘 컨트롤하지 못해서 그 방법을 열심히 찾고 있었다.

그 당시 내가 했던 식사는 이런 느낌이었다. 아침 식사는 직장 근처에서 도넛 한 개와 커피를 사 먹었다. 점심은 내가 제일 좋아하는 튀김이 들어 있는 도시락이었다. 3시가 되면 초콜릿을 집어먹고, 저녁은 동료들과 술집에서 맥주와 함께 튀긴 음식이나 닭꼬치 같은 안주를 먹었다.

제일 좋아하는 음식은 달걀과 바나나였고, 토마토와 가지도 좋아했다. 가끔씩 생채소 샐러드에 오믈렛을 넣은 도시락을 만들어 먹기도 했다. 물론 밥은 살찌니까 먹지 않았다. 건강을 신경 쓰며 마셨던 것은 고작 토마토 주스였다.

마크로비오틱을 공부하면서 깨달은 것은 내가 제일 좋아하고 몸에 좋다고 생각하며 먹던 토마토와 바나나가 사실은 내 얼굴을 통통하게 부풀린 장본인이었다는 것이다. 그리고 늘 자신감을 갖지 못했던 것도 극단적으로 몸을 느슨하게 하는 토마토 주스가 신장에 부담을 준 것이 원인이었음을 알고 큰 충격에 빠졌다.

마크로비오틱을 처음 만난 것은 친구가 소개한 현미 김초밥 전문점에서였다.

"신오사카의 니시나카지마에 현미로 만든 김초밥 전문점이 생겼어. 특이한데 가 볼래?"

"현미가 뭐야?"라고 할 정도로 나에게 현미는 식생활 속에서 미지의 세계였다. 그 가게에 간 것이 내 인생에 큰 전환점이 되리라고는 생각지도 못했다.

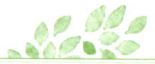

고민의 해결은
간단하다

현미로 만든 김초밥 전문점 〈현미 스시, 테크〉는 아주 희한한 분위기의 가게였다. 노란색 스시카운터에 빨간 의자, 파란 천장 등 인테리어가 컬러풀했다. 말하자면 '자연식 레스토랑'의 정취와는 완전히 다른 분위기였다. 스시카운터 안에서는 흰색 폴로 셔츠를 입은 '자연파 지향 아저씨'가 현미 김초밥을 만들고 있었다.

메뉴에는 '몸과 지구를 생각한 식사입니다. 재료는 유기농재배 무농약이며, 첨가물은 일체 사용하지 않았습니다.'라고 쓰여 있었다. 왠지 몸에 너무 좋을 것 같았다. 태어나서 처음으로 먹은 현미는 지금까지 먹었던 쌀보다 훨씬 맛있었고 '이제부터 매일 먹을 수 있을 것 같은데…….'라고 느꼈던 것을 똑똑히 기억한다.

맛있는 현미 김초밥을 먹으면서 스시카운터에 앉아 친구와 일 이야기를 하고 있는데, 가게 주인아저씨가 "자네 고민을 해결하는 건 간단한 일이야." 하며 말을 걸어 왔다.

"우리는 음식으로 이루어져 있어. 그래서 음식에 대해 공부하면 자네가 고민하는 것들은 자네 스스로 쉽게 해결할 수 있어. 내가 말하면 신뢰할 수 없을 테니까 이 책을 빌려 주지. 이 책의 저자는 도쿄대학교를 나온 훌륭한 선생님이니까 신뢰할 수 있을 거야." 하며 한 권의 책을 건넸다. 이제 그 책은 나의 바이블이 되었다. 쿠시 미치오 선생님이 쓴《마크로비오틱 건강법》(니치보출판사 간행)이라는 책이다.

실제로 읽어 보니 내가 이해하기 어려운 철학책 같기도 하고, 과학책 같기도 하고, 의학책 같기도 했다. 다만 그 책 속에서 내가 이해하고 마음이 끌렸던 내용은 '자연계에는 법칙이 있는데 그 법칙을 알면 사람은 건강과 행복을 얻을 수 있다'는 것이었다. 그리고 그 법칙은 우선 현미를 먹는 일이었다.

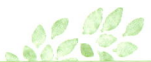

한 달 동안의
현미 생활

나는 그로부터 얼마 동안 아저씨께 자연계의 법칙을 배우려고, 그리고 현미 김초밥을 먹으려고, 부지런히 그 가게로 달려갔다.

그러던 어느 날, 아저씨가 말을 꺼냈다.

"그렇다면 해볼래?"

"뭘 해요?"

"내가 말한 대로 한 달 동안 먹어 볼래? 몸이 달라질 거야."

기세 탓일까, 뭔가 인연을 느낀 탓일까? 나는 "알았어요. 해볼래요."라고 대답했다.

🌱 동물성 식품(고기, 생선, 달걀, 유제품 등)을 사용한 식사를 하지 않는다.

🌱 설탕이 들어간 음식은 먹지 않는다.

🌱 매일 현미를 먹는다.

🌱 된장국을 먹는다.

🌱 한입에 100번을 씹는다.

🌱 음식은 가능한 한 스스로 만들어 먹는다.

아저씨가 제안한 식사법은 오늘부터 한 달 동안 위 사항을 지키라는 것이었다.

"아주 쉬울 것 같아요. 할 수 있어, 할 수 있어! 이 정도라면 꼭 해낼 거야."라고 말한 다음, 현미 2kg과 된장을 사서 집으로 돌아왔다.

이 식사법에서 가장 괴로웠던 점은 설탕이 들어간 음식을 먹지 않는 것이었다. 육류와 생선 등 동물성 식품을 먹지 않는 것은 의외로 쉽게 실천할 수 있었지만, 단것은 도무지 참을 수가 없어서 금단 증상처럼 현기증이 나기도 했다. 15년 전 당시는 지금처럼 마크로비오틱의 간식 레시피도 충실하지 못했기 때문에 나의 구세주는 당근 주스뿐이었다. 아저씨가 갈아준 당근 주스는 '과일이 듬뿍 들어 있기라도 한 걸까?'라고 착각할 정도로 달았고, 그때 처음으로 '당근은 달콤한 채소'라고 생각했다. 당근 주스로 단맛의 유혹을 떨치며 드디어 한 달이 됐을 때, 달라진 내 모습을 보고 깜짝 놀랐다.

우선은 20년 동안 매일 재채기와 분투했던 알레르기성 비염이 호전되었다. 이불을 갤 때 일어나는 먼지만으로도 재채기가 나왔는데, 그런 증상도 사라졌다. 체중은 48kg까지 내려갔다. 그래서인지 얼굴색이 더욱 하얘 보였다. 더구나 그리도 통통했던 얼굴이 갸름해져 있었다. 무엇보다 기뻤던 건 눈이 커진 것을 확연히 알 수 있었다.

"변했다!"

몸이 달라졌다. 기분도 달라졌다. 우울했던 기분이 사라지고, 왠지 마음속이 환해진 느낌이었다. 얼굴이 작아졌다. 앗! 코도 약간 높아진 느낌이다. 이 감동을 기록에 남기고 싶어서 사진관에 촬영을 하러 갔을 정도다(p. 7 왼쪽 아래 사진 참조).

"얼굴도 달라지는구나."

그렇다면 그동안 내가 먹었던 음식들이 지금까지의 나를 만들고 있었단 말인가? 나는 이러한 체험을 통해 음식이 몸과 마음, 얼굴에 어떻게 영향을 미치는지를 확실히 알게 되었다. 이와 같은 사실을 당신에게도 알려 주고 싶다. 이렇게 쉽게 자기 자신에게 자신감을 가질 수 있다니 말이다.

어렵게 생각할 필요 없이 음식을 바꿈으로써 자신을 바꿀 수 있다. 자연계의 법칙을 알고 음식 고르는 방법을 바꾸는 일은 당신에게도 반드시 도움이 될 것이다. 한 명이라도 많은 여성들에게 이 방법을 알려 주고 싶다. 그렇게 생각한 나는 아저씨에게 찾아가 자연계의 법칙인 '마크로비오틱'의 제자가 되고 싶다고 부탁했다.

마치 부분
성형이라도?

그로부터 15년 동안 나는 자연계의 법칙을 배우고 마크로비오틱을 실천해 왔다. 그것은 음식을 선택할 때 자연계의 법칙에 따라 먹는 매우 쉬운 일이다. 그렇게 식사를 계속하면서 나의 몸과 마음, 그리고 인상이 상당히 달라졌다.

콤플렉스였던 통통하게 부은 얼굴이 지금은 완전히 갸름해져 작은 얼굴이 되었다. 작은 눈도 나름대로 커졌다. 얼굴의 부기가 없어져 코도 약간 높아진 느낌이다. 위를 향해 퍼져 있던 작은 코가 약간 좁아져 보기 좋은 느낌이다. 늘 눈 밑에 있던 다크서클(dark circle)도 없어지고 기미도 상당히 줄었다. 항상 거슬렸던 입 위에 있는 큰 점도 작아졌다.

15년 동안 음식에 대해 배우고 실천해 온 만큼 '우리는 음식으로 이루어져 있다'고 자신 있게 말할 수 있다. 마크로비오틱을 배우면서 알게 된

'자연계는 아름다운 것밖에 만들지 않는다. 만약 아름답지 않다면 그것은 균형이 깨져 있기 때문이다'라는 메시지도 정말 좋다.

자연계의 법칙을 배운다는 것은 몸의 균형을 맞추는 방법을 익히는 일이다. 자연계의 균형을 몸에 익혀 음식을 선택해 나가는 일이 바로 마크로비오틱 식사법이다. 몸의 균형이 조화를 이루었을 때, 사람은 아름다워지고 자신만의 개성을 빛낼 수 있다.

이러한 구조를 파악하고 식사를 통해 균형을 맞추기 시작하면 당신은 반드시 변화한다. 만약 당신이 지금 어떠한 문제를 안고 있다면 자연계의 법칙에 따라 식사를 해보지 않겠는가? 그렇게 하면 당신은 반드시 문제를 해결하고 가장 사랑스러운 자신과 만날 수 있을 것이다.

나는 지금 나 자신을 너무 좋아한다. 이 몸을, 이 성격을, 이 얼굴을 지금은 너무도 사랑하게 되었다. 그리고 지금까지보다도 더욱 소중히 여기고 싶어졌다. 또 자신감도 갖게 되었다.

일반적으로 '사람은 얼굴의 변화로 성격도 바뀐다'고 한다. 나는 그와 반대로 마음가짐이 달라지면 얼굴과 표정도 달라진다고 생각한다. 나 자신을 좋아하게 되면서 표정도 밝아지고 자신 없던 얼굴에서 빛나는 미소를 가진 얼굴로 바뀌었다. 대단히 멋진 변화라고 생각지 않는가?

어떤 사람에게 "마크로비오틱을 한 후 무엇이 달라졌습니까?"라는 질문을 받았을 때, "얼굴이 달라졌다고나 할까? 그것도 '부분 성형'을 했다고 할 정도로!"라고 대답한 적이 있다.

그렇다. 음식을 바꾸면 얼굴은 바뀐다. 당신이 태어날 때부터 가진 얼굴의 토대를 인공적으로 바꾸는 게 아니라, 개성 있고 예쁜 얼굴로 만드는 최고의 방법은 바로 마크로비오틱 식사법이다.

마크로비오틱 레슨을 시작하기 전에

내가 전하는 '예뻐지는 식사법'은 '마크로비오틱' 식사법을 전제로 하고 있다. 마크로비오틱이란 고대 그리스 철학자이며 의사인 히포크라테스가 쓴 '마크로비오스'에서 유래되었다. '크다, 위대하다'를 의미하는 마크로(macro), '생명'을 의미하는 비오스(bios), '기술, 이론'을 의미하는 티크(tique)를 조합하여 만든 합성어다. 직역하면 '위대한 생명술', '건강장수법'이다.

나는 마크로비오틱을 일상생활에서 좀 더 쉽게 실천할 수 있도록 '마크로비'라는 편한 말을 사용해 여러분께 전하고 있다.

십수 년 전, 마크로비오틱이 제창하는 식사법과 생활습관은 매우 훌륭하지만 오랫동안 실천하기 힘들다고 말하는 몇몇 분을 만났다. 그래서 나는 좀 더 편하게, 한 달에 한 번이라도 좋으니 실천할 수 있는 가장 쉬운 것부터 시작했으면 하는 바람에서 '마크로비'라는 말을 쓰게 되었다. 마크로비의 '비'에는 'Being - 진행형 - 계속', 'Beautiful - 미 - 아름다움'의 의미도 포함시켰다.

여러분도 꼭 몸과 마음을 건강하고 풍요롭게 하는, 보다 아름다워지기 위한 식사법을 '마크로비'에서 배우고, 어깨의 힘을 빼고 가벼운 마음으로 실천했으면 한다.

※ 마크로비는 나카 히로유키의 등록상표입니다.

아름다움의 비결은 '음양의 균형이다

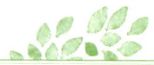

아름다움,
그것은 자연과의 조화

마크로비오틱 식사법을 설명하기 전에 꼭 알아둬야 할 것이 있다. 그것은 우리 인간이 자연계의 일부라는 사실이다. 그렇기 때문에 자연계의 법칙에 따라 생활하는 것은 매우 중요하며, 몸과 마음을 쾌적하게 하고 아름답게 생활하기 위해 가장 타당한 방법이라 할 수 있다.

다만 현대 사회는 자연계의 법칙에서 벗어난 생활이 중심이 되어버렸고, 우리가 자연계의 일부라는 사실을 느낄 수 있는 상황이 줄어들었다. 사실 그 자체가 우리의 몸과 마음에 스트레스를 주고 있다.

우선 우리가 자연계의 일부이며 자연과 조화를 이룰 때 가장 쾌적한 상태가 된다는 사실을 인식하는 일부터 시작해 보자.

자연 속에는 '인간이 자연계의 일부'라고 느껴지는 것들로 가득 차 있다. 이를테면, 더운 여름에 자라는 식물에는 우리 몸속의 열을 없애주는 물질들이 존재한다. 옛날 사람들은 여름에 일사병에 걸리지 않도록 오이를 발바닥에 붙이고 농사일을 했다고 한다. 여름에 나는 채소의 대부분은 몸속의 열을 없애주는 힘이 있다. 우리는 더운 여름날에 열매 맺는 오이를 먹음으로써 체내의 열을 제거하고, 몸을 쾌적하게 유지할 수 있다. 반대로 겨울에 먹는 채소는 몸속의 열이 밖으로 나가지 않도록 하는 힘이 있다. 몸은 추운 겨울을 보내기 위해 가능한 한 지방을 축적하려고 한다. 방어와 대구 같은 겨울 생선에 지방이 많아 맛있는 것도 이 같은 이유다.

당신이 몸의 구조를 알지 못한다 해도 몸은 생명을 유지하려고 매일 열심히 활동하며 자연과 조화를 이루려고 노력한다. 당신의 몸속에는 이미 어떻게 하면 자연과 조화를 이룰 수 있는지 그 방법이 새겨져 있다.

인간은 자연과의 조화를 의식하지 않은 채, 여러 가지 것들을 진화시키고 발달시켜 왔다. 그 결과, 무의식적으로 유지되던 몸의 균형이 쉽게 깨지게 되었다. 그래서 지금 자연과 조화를 이루려면 자연계의 법칙에 대한 이해가 좀 더 필요하다.

지금의 생활 속에서 자연계가 전하는 정보에 조금만 귀를 기울이고 자연과 조화를 이루는 방법을 의식한다면 당신은 쾌적한 몸을 얻을 수 있을 것이다.

자연계의 법칙·1 **자연계는 필요한 것을 필요할 때 보내 준다.**

자연계의 법칙을 전하는
'마크로비오틱'

지금부터 자연계의 법칙에 대해 구체적으로 설명하고자 한다.

우리는 은하계의 지구라는 별에 살고 있다. 지구가 자전하고 있다는 것은 모두가 아는 사실이다. 지구는 중심을 향해 가려고 하는 '구심력'에 의해 돌고 있다. 그리고 그 구심력이 생겨야 반대로 밖으로 퍼져 나가려는 힘이 생긴다. 이 반대의 힘을 '원심력'이라고 한다. 구심력이 발생하면 반드시 원심력이 발생하는 것이 자연계의 법칙인 것이다. 즉, 안으로 들어가려는 힘과 그 반대인 퍼져 나가는 힘의 균형관계가 형성되어 있는 것이다.

마크로비오틱의 기본은 '원심력(음성)'과 '구심력(양성)'이라는 두 개의 힘이 지구상의 모든 만물에 관계가 있다는 사고방식이다. 이 반대로 작용하는 두 힘이 지구상에 작용하고 있다는 사고는 자연의 변화와 삼라만상을 관찰하여 그 법칙을 발견한 선인들이 5000년 전부터 전해 준 자연계의 법칙이다.

마크로비오틱에서는 자연계의 모든 만물에 상반하는 두 힘의 균형이 존재하며, 우리는 식사를 통해 그 균형을 체내로 받아들일 수 있다.

'자연계의 밸런스를 식사를 통해 받아들인다'는 것은 어쩌면 당신이 처음 알게 된 사실이라 약간은 당황할지도 모르겠다. 그것을 이해하는 것은 의외로 간단하다.

마크로비오틱에서는 지구상에 있는 모든 만물을 두 개의 부류로 나눈다. 퍼져 나가는 힘(원심력)을 '음성'이라 하고, 중심으로 향하는 힘(구심력)을 '양성'이라고 한다.

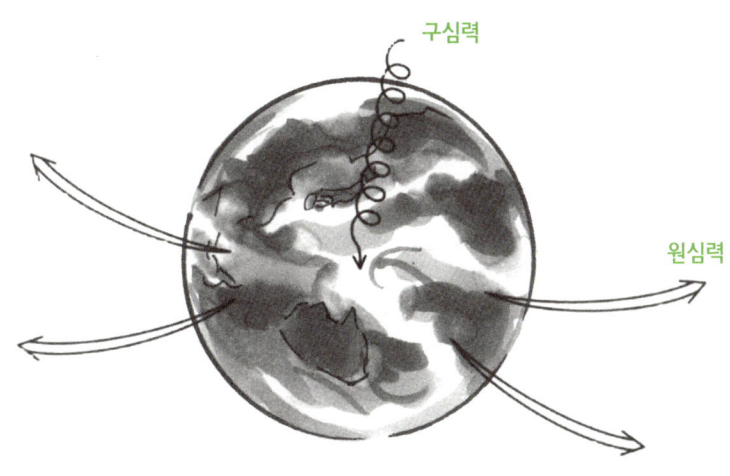

구심력

원심력

자연계의 법칙에서는 '구심력'이 발생하면 '원심력'도 발생한다.

표1 '음성'과 '양성'의 특징

음성		양성
원심력	전반	**구심력**
상승	방향	하강
확대	기능	응축
더운 지방	기후	추운 지방
수분이 많다	습도	건조하다
부드럽다	감촉	딱딱하다
가볍다	중량	무겁다
어둡다	밝기	밝다
냄새가 강하다	냄새	냄새가 약하다
유분이 많다	유분	유분이 적다
높다	고저	낮다
크다	형태	작다
조리 시간이 짧다	조리 시간	조리 시간이 길다
여성	성별	남성
식물성	생태	동물성
설탕	맛	소금
지방	성분	미네랄
보라색	색	적색

'음성'의 특성을 들자면,

🌿 상승한다, 느슨하다, 퍼진다, 부드럽다, 가볍다

'양성'의 특성을 들자면,

🌿 하강한다, 조이다, 집중한다, 딱딱하다, 무겁다

동물과 식물을 비교하면 식물이 '음성'이고 동물이 '양성'이다. 남녀를 비교하면 여자가 '음성'이고 남자가 '양성'이다. 자연계의 법칙으로 설명하면 여성은 대지에서 위로 상승하는 느슨한 힘, '음성'의 에너지를 받아들이는 구조로 되어 있다. 신체 구조도 여성은 성기가 몸속에 들어가 있고 가슴이 포동포동하다. 그에 비해 남성은 하늘에서 아래로 하강하는 에너지를 받아들이도록 되어 있어서 목젖과 페니스가 돌출되어 있다.

맛은 설탕이 '음성'이며 소금이 '양성'이다.

이 두 가지를 상대적으로 봤을 때, 그것이 가진 힘과 작용하는 힘의 특징으로 '음'과 '양'의 그룹으로 나눌 수 있다. 그리고 자연계가 이 두 힘의 가감을 통해 균형을 이룰 수 있다는 것이 마크로비오틱 사고의 기초가 된다.

자연계의 법칙 · 2 우리는 상반하는 두 힘을 받아들여 존재한다.

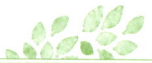

음양의 음식 궁합이
당신의 모습을 만든다

우리는 이 힘을 여러 가지 형태로 받아들인다. 가장 크게 받아들이는 방법이 바로 음식물이다.

마크로비오틱에서는 음식물을 '음'과 '양', 두 가지 그룹으로 나눈다. 그리고 이 음식물을 섭취함으로써 '음성'과 '양성'의 두 힘을 체내로 받아들인다고 생각한다. 퍼져 나가는 힘(음성)을 가진 음식물을 섭취하면 몸이 느슨해진다. 중심으로 향하는 힘(양성)을 가진 음식물을 섭취하면 몸이 조여진다. 그것을 우선 법칙으로 기억해두자.

이 음양의 음식 궁합이 당신의 지금 모습을 만들고 있다. 음양의 밸런스가 잘 유지되면 보기에 좋은 모습, 즉 아름다움으로 나타난다.

자연계의 법칙 : 3 **우리의 몸은 음양의 음식 궁합으로 만들어진다.**

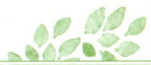

음식의
음양이란?

음식의 음양에 대해 좀 더 설명하겠다. 만약 당신이 항상 여름인 섬에 살고 있다고 하자. 당신의 몸은 느슨한 느낌이 편할까, 아니면 조이는 느낌이 편할까? 힘을 빼고 몸을 느슨하게 하고 있는 게 편하지 않을까?

항상 여름인 섬에서 식물은 높이 성장하고, 잎은 크고 무성하다. 그것은 '느슨한 힘'이 작용하고 있기 때문이다. 우리의 몸도 그러한 환경에서는 자연과 함께 느슨해지는 경향이 있으며, 그것을 몸은 편하다고 느낀다. 항상 여름인 환경에서 자란 식물은 느슨한 힘의 영향을 받고 있어서, 그것을 먹으면 몸은 느슨한 힘을 받아들이게 된다. 여름이 지속되는 섬, 열대에서 나는 과일과 채소는 느슨한 힘(음성)에 해당하는 음식물이 된다. 더운 여름에 먹는 음식은 느슨한 힘의 영향을 받으며, 먹으면 몸을 느슨하게 하고, 열을 내보내는 힘을 갖고 있다.

그와 반대로 추운 환경에서는 조이는 힘이 작용한다. 그러므로 그 환경에서는 조이는 힘을 가진 것들이 많이 자라나고, 우리의 몸도 자연스레 조이려는 경향이 있다. 추워지면 왠지 몸이 조여지지 않는가?

이처럼 음식의 '음양'은 '어떤 환경에서 자랐는가'로 식별할 수 있다. 그 밖에도 '어떻게 자랐는가', '어떤 계절에 자랐는가', '어떤 곳에서 먹는가' 하는 특징으로도 그 그룹이 나뉘게 된다.

스스로 음양을 구분할 수 있고 자신이 선택한 음식이 음양의 어느 쪽에 속하는지 알게 되면 균형을 맞추기 쉬울 것이다.

동물성 식품은 몸을 조이는 '양성'이며, 채소나 곡물은 몸을 느슨하게 하는 '음성'에 속한다. 앞에서 말했듯 설탕은 '음성'이며 소금은 '양성'이다. 열대성 식품은 '음성'이며, 추운 지방에서 나는 채소는 '양성'이다.

마크로비오틱에서는 이 두 그룹의 식품이 어느 한 쪽으로 치우치지 않고 균형을 잘 이루도록 권하고 있다. 이러한 사실을 모른다 하더라도 우리의 몸은 음양의 균형을 맞추려고 노력한다. 짠 음식을 먹으면 단 음식이 먹고 싶어진다. 이처럼 몸은 항상 균형을 유지하기 위해 다음에 무엇을 먹어야 할지를 가르쳐 준다. 그리고 우리는 그 신호를 파악해 무엇이 먹고 싶은가를 판단한다. 당신이 균형 잡는 방법을 모르고 음식을 먹는다 하더라도 사실 몸은 열심히 균형을 맞추려고 노력하고 있는 것이다.

자연계의 법칙 · 4 우리의 몸은 언제나 음양의 균형을 유지한다.

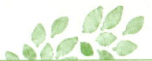

음양의 균형을
유지하는 방법

지금 당신 주변에는 아주 극단적으로 음양의 어느 한 쪽에 치우친 음식들이 많다. 극단적으로 느슨한 힘을 가진 '극음성' 음식, 극단적으로 조이는 힘을 가진 '극양성' 음식을 섭취하는 것은 몸에도 마음에도 너무 부담이 크다.

　공원에 있는 놀이기구인 시소를 상상해 보자. 시소의 끝에서 끝까지가 매우 길다면 지점까지의 거리가 멀어서 균형을 잡기 어렵기 때문에 타고 있으면 불안정할 것이다. 음양이 극단적인 음식을 섭취한다는 것은 긴 시소에 탔을 때와 같은 상태이다. 균형을 잡기 어려운 시소를 가끔 타며 노는 것은 즐겁고 자극적일 수 있지만, 매일 탄다면 지칠 것이다. 그러므로 일상생활에서 음양의 진폭이 작은 식사를 선택해야 한다는 것을 늘 염두에 두기 바란다.

여기에서는 몸에 부담을 주지 않고 균형 잡기 쉬운 음식을 소개하려고 한다. '몸에 부담을 주지 않는 음식'은 음양의 균형을 맞추기 쉽고 몸을 안정된 상태로 유지할 수 있다. 몸에 기초가 될 수 있도록 매일 먹었으면 한다.

☼ 몸에 부담을 주지 않는 음식 ☼

통곡물, 온대성 기후의 채소(뿌리채소, 둥근 채소, 잎채소 등), 콩, 해조, 온대성 과일, 줄기차(차의 정제공정에서 선별된 줄기, 잎맥으로 만든 차)

나아가 몸을 극단적으로 느슨하게 하는 대표적인 음식과 극단적으로 조이는 대표적인 음식에 대해 좀 더 살펴보자.

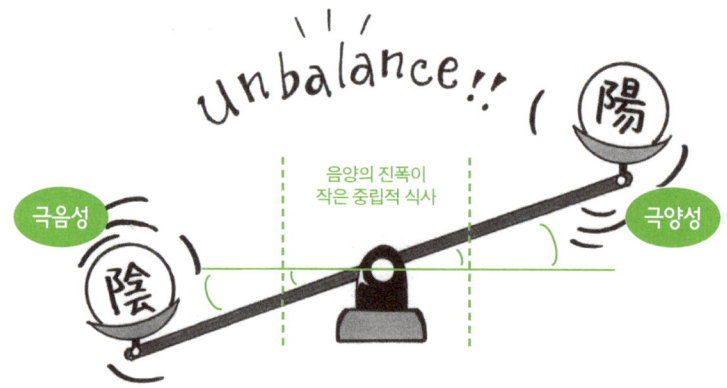

음양이 극단적인 음식을 섭취하는 것은 균형 잡기 어려운 시소에 탄 것과 같다.

극단적인 음식을 많이 먹으면 몸과 마음이 지치기 때문에 '스트레스 푸드'라고 부른다. 스트레스는 가끔 약간만 있다면 몸과 마음에 자극을 주고 활성화시키는 데 효과가 있다. 하지만 과식을 하면 문제가 된다. 그러므로 '스트레스 푸드'는 적당히 섭취했으면 한다.

◌ 스트레스 푸드_극음성 식품 ◌

첨가물, 약, 백설탕, 술, 열대성 과일(망고, 파파야, 바나나 등), 열대성 채소(가지, 토마토, 감자, 피망 등), 주스, 자극적인 음료(커피, 말차, 허브 티 등), 향신료, 기름, 유제품

◌ 스트레스 푸드_극양성 식품 ◌

달걀, 생선의 알(명란, 캐비아, 연어 알 등), 쇠고기, 돼지고기, 닭고기, 붉은 살 생선, 등 푸른 생선, 새우, 게 등의 갑각류, 베이컨, 햄, 소시지, 빵

이것들을 살펴보면, 당신이 주로 먹던 음식들이 사실 몸에는 자극이 강한 음식이었다는 것을 알 수 있을 것이다.

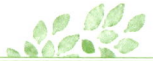

얼굴은 당신의 상태를
나타내는 바로미터

자연계의 법칙을 이해했다면, 다음은 그 법칙을 어떻게 당신의 생활에 활용하면 좋을지에 대해 설명하겠다. 우선은 당신의 상태를 파악하는 방법부터 알아보자.

당신의 얼굴을 거울에 비춰 보라. '코가 약간 높았으면', '눈이 약간 컸으면' 등 여러 가지를 느낄 것이다.

하지만 오늘은 조금 다른 방법으로 살펴보자. 우선 음식과 얼굴의 관계를 의식하면서 당신의 얼굴을 살펴본다. 그날그날 먹은 음식과 얼굴의 변화에 대해 의식을 하고 살펴보면 당신의 얼굴이 음식에 상당한 영향을 받고 있다는 사실을 깨닫게 될 것이다.

예를 들어, 초콜릿을 먹은 다음 날 뾰루지가 난 경험은 없는가? 술을 마신 다음 날 얼굴이 붓지는 않았는가? 눈이 부었을 때와 그렇지 않을 때,

입술이 부었을 때 등 여러 상태가 있을 것이다. '오늘은 마음에 드는 얼굴!'이라고 느끼는 날도 물론 있다.

왜 당신의 얼굴에 그러한 변화가 나타나는 것일까? 그것은 음식의 영향으로 얼굴이 변화하기 때문이다.

당신의 얼굴은 내장의 상태를 알려 주는 신호 역할도 한다. 초콜릿을 먹은 후에 나는 여드름이나 기미, 주름의 위치 등은 모두 당신의 내장 상태와 깊은 관계가 있다. 얼굴은 몸의 상태를 알려 주는 체크시트라 할 수 있다.

이제부터 설명하는 '얼굴과 내장의 관계'에 대해서는 쿠시 미치오 선생님의 마크로비오틱 '망진법'을 바탕으로 설명하겠다. 이 망진법의 기본은 동양의학의 사고방식, 음양의 작용과 그 변화의 이론이다. 중국에서 태어나 5000년 이상의 역사 속에서 선인들이 고안해 낸 매우 훌륭한 사고방식을 쿠시 미치오 선생님이 음식과 내장의 관계에 대해 보다 구체적으로 정리한 것이다.

쿠시(Kushi) 마크로비오틱 망진법의 기본은 얼굴에 내장의 상태가 나타난다는 간단한 사고방식이다. 이 망진법을 체계적으로 알고 싶은 사람은 《마크로비오틱 건강진단법》, 《얼굴로도 알 수 있는 건강 체크》(니치보출판사 간행)를 읽어 보기 바란다.

거울을 보며 왠지 위화감을 느끼거나 얼굴이 부어 있거나 눈이 작아 보이거나 어딘가 균형이 잘 안 맞는다고 느낀다면, 그것은 내장의 균형이 깨져 있다고 얼굴이 가르쳐 주는 것이다.

자연과의 균형, 즉 '음'과 '양'의 균형 잡힌 식사를 하고 있다면 몸도 마음도 쾌적한 상태를 유지할 수 있으며, 그 쾌적한 상태가 아름다움을 만든다.

만약 당신의 얼굴이 예쁘지 않다고 느낀다면 식사법을 바꿀 필요가 있다. 즉, 음양의 균형이 잘 이루어진 식사를 해보자.

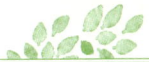

미인을 만드는 기본은
'표준식'이다

음양의 균형 잡힌 식사법이란 구체적으로 어떻게 하면 되는 걸까? 그 기본이 되는 식사법은 쿠시 미치오 선생님이 제안하는 마크로비오틱 '표준식'이다. '표준식'의 기본이 되는 주식은 통곡물, 그중에서도 대표적인 것이 현미다. 마크로비오틱에서는 현미를 추천하고 있다. 현미의 기본 식사법은 밥을 지어서 먹는 것이며, 하루 전체 식사량의 50~60%가 이상적이다. 만약 몸의 컨디션이 나쁘다고 느낄 때는 현미의 비율을 늘린다.

현미에는 사람에게 필요한 영양분이 알맞게 포함되어 있다.

- 필요한 에너지원이 되는 '탄수화물'

- 탄수화물을 효과적인 에너지로 바꾸는 '미네랄'과 '비타민B_1, B_2'

- 몸을 만드는 '단백질'

　현미는 정백하기 전의 쌀이므로 그대로 물에 담가두면 싹이 트는 '쌀의 씨앗'이다.

　'알갱이 하나가 만 배(一粒万倍)'라는 말이 있다. 이것은 씨앗 하나를 뿌리면 열매가 만 배로 열린다는 뜻이다. 현미 알갱이 하나에는 만 배로 늘릴 수 있는 생명력이 응축되어 있다. 마크로비오틱에서는 식품의 영양 밸런스뿐만 아니라 그 생명력의 크기에도 주목한다. 현미 알갱이 하나를 먹는다는 것은 만 배나 되는 생명력을 먹는다고도 할 수 있다.

　가장 영양 밸런스가 좋고 생명력이 풍부한 현미를 식사의 중심으로 하고, 부식으로 계절 채소를 중심으로 한 반찬을 하루 전체 식사량의 20~30%를 먹는다. 채소는 특정 종류만 먹는 게 아니라 잎채소, 뿌리채소, 둥근 채소 등 계절 채소를 삶고, 찌고, 굽고, 볶고, 생으로 먹는 등 다양한 조리법을 활용하도록 한다. 가능한 한 유기농 채소를 골라 껍질째 먹는 것이 이상적이다.

　단백질은 몸에 부담 없이 흡수되고 몸을 만드는 데 효과적인 식물성 단백질을 중심으로 섭취한다. 육류나 어류 대신에 대두를 비롯해 콩이나 그것으로 만든 가공품, 예를 들면 두부, 낫토(삶은 콩을 발효시켜 만든 일본 전통음식으로 한국의 청국장 비슷한 발효식품) 등을 권한다.

그리고 의외로 우리가 먹지 않는 식품인 해조류를 특히 권하고 싶다. 해조는 미네랄 성분이 풍부하고 양질의 혈액을 만드는 데 도움을 준다. 표준식에서는 해조와 콩이 하루 전체 식사량의 5~10%의 비율이 되도록 권한다. 미역, 톳, 김을 비롯한 해조는 예부터 친숙한 음식이다.

꼭 먹었으면 하는 것은 자연 발효시킨 된장과 간장을 이용한 된장국과 맑은 장국이다(하루 전체 식사량의 5~10%). 자연 발효시킨 된장과 간장은 음식물이 장에서 소화 흡수되는 것을 돕는다. 장의 활동을 활발하게 하는 것은 당신을 예뻐지게 하는 데 가장 기본이 된다.

이 '표준식'은 다양하고 풍부한 현대 식생활 속에서 밸런스 유지가 어려워진 우리를 위해 고안된 훌륭한 식사의 기준이다.

매일 섭취하는 것이 가장 이상적이지만, 처음에는 일주일에 한 번, 어렵다면 한 달에 한 번이라도 좋다. '오늘은 예뻐지고 싶다' 하는 날이 있다면 그날에 맞춰 표준식의 비율로 식사하기를 권한다.

나는 몸 상태나 얼굴에 위화감을 느끼고 몸의 균형이 좋지 않다고 느낄 때면 꼭 표준식을 먹어 균형을 되돌리려고 노력한다.

어떠한 기준이 없으면 균형이 잘 유지되고 있는지 알기 어렵다. 꼭 '표준식'을 식사의 균형을 유지하는 데 활용하기 바란다.

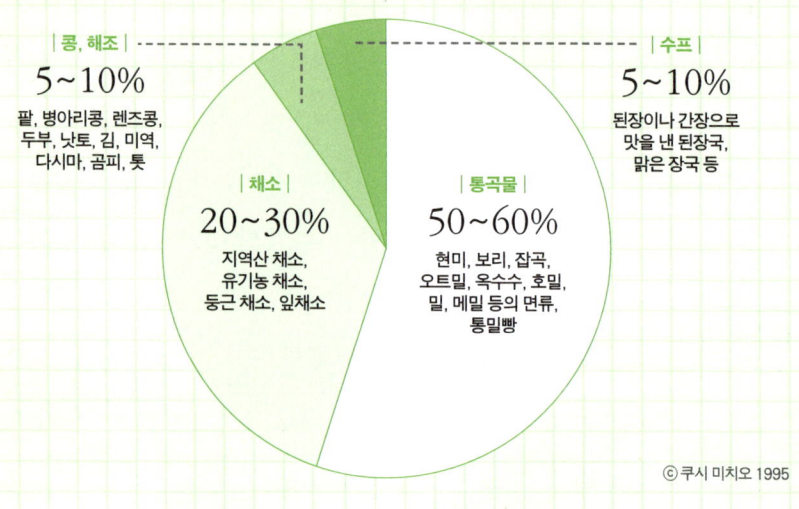

그림 1 쿠시 마크로비오틱 표준식

| 콩, 해조 |
5~10%
팥, 병아리콩, 렌즈콩,
두부, 낫토, 김, 미역,
다시마, 곰피, 톳

| 수프 |
5~10%
된장이나 간장으로
맛을 낸 장국,
맑은 장국 등

| 채소 |
20~30%
지역산 채소,
유기농 채소,
둥근 채소, 잎채소

| 통곡물 |
50~60%
현미, 보리, 잡곡,
오트밀, 옥수수, 호밀,
밀, 메밀 등의 면류,
통밀빵

ⓒ 쿠시 미치오 1995

그림 2 쿠시 마크로비오틱 식사법 가이드라인 (온대지역 기후)

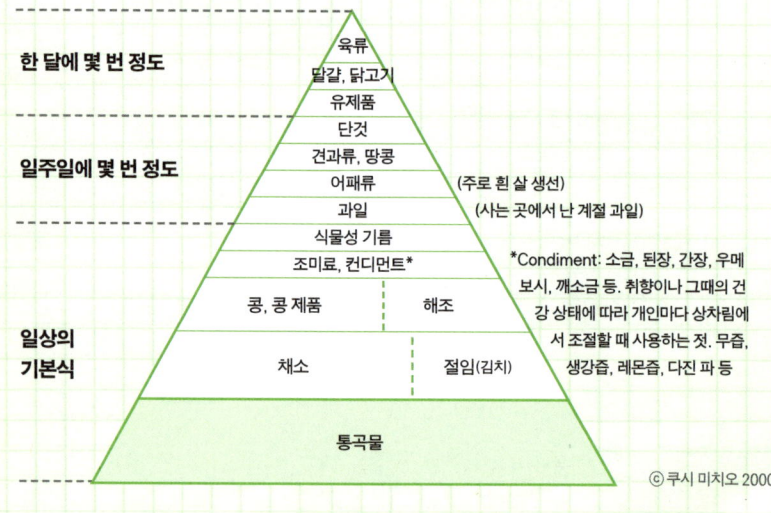

한 달에 몇 번 정도
육류
달걀, 닭고기
유제품

일주일에 몇 번 정도
단것
견과류, 땅콩
어패류 (주로 흰 살 생선)
과일 (사는 곳에서 난 계절 과일)

식물성 기름
조미료, 컨디먼트*

**일상의
기본식**
콩, 콩 제품 / 해조
채소 / 절임(김치)

통곡물

*Condiment: 소금, 된장, 간장, 우메
보시, 깨소금 등. 취향이나 그때의 건
강 상태에 따라 개인마다 상차림에
서 조절할 때 사용하는 것. 무즙,
생강즙, 레몬즙, 다진 파 등

ⓒ 쿠시 미치오 2000

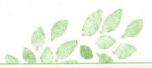

자연계의 리듬에 맞는
생활과 식사법

우리는 음식으로 자연과의 조화를 시도할 수 있다. 자연계의 리듬에 맞는 생활과 식사법을 선택함으로써 몸과 마음에 스트레스를 주지 않고 쾌적하게 살 수 있다.

자연계의 리듬에 대해 다음의 내용을 의식했으면 한다.

우선 하루의 리듬에 대해 알아보자. 해가 뜨고 동식물이 자연과 함께 눈을 뜨고 일어나는 아침, 지구상에는 뻗어 나가 느슨해지는 '음성'의 힘이 작용하고 상승의 에너지가 활발해진다.

해가 가장 높게 떠 있는 낮에는 상승했던 에너지가 가장 느슨해지면서 퍼져 나가는 확산의 에너지로 바뀐다. 이 시간대가 몸이 가장 활발하게 움직이기 쉬울 때다.

드디어 해가 지기 시작한다. 점심때가 지나 간식 시간(오후 3시쯤)이 되면 하강하는 에너지로 바뀌면서 약간 안정이 된다.

저녁이 되어 해가 완전히 지면 조이는 에너지로 바뀐다. 이 시간대에는 집중하고 조이는 '양성'의 힘이 작용한다.

아침을 준비하기 시작하는 한밤중은 '양성'의 힘이 가장 강해지고 새로운 에너지를 내보내기 위한 준비를 한다.

이렇게 5단계에 따라 에너지가 변화해 가는 것을 '오행'이라고 한다. 에너지의 변화에 대해 쿠시 미치오 선생님이 좀 더 쉽게 정리한 것이 〈그림 3〉이다.

이 5단계를 의식하고 가능한 한 자연의 리듬에 맞춘 식사와 생활을 하면 스트레스가 줄어들고, 자연과 조화를 이룬 몸 상태를 만들 수 있다. 자연의 리듬에 맞추면 몸과 마음이 자연계와 조화되어 자기 본연의 모습을 찾을 수 있게 된다. 몸도 마음도 스트레스를 받지 않고 쾌적한 상태가 되는 것이다.

자연계의 에너지는 5단계로 나뉘어 변화하고, 그 단계에 따라 음양의 힘은 가감되어 변해 간다. 그 단계에 맞춘 생활과 식사법을 〈표 2〉에 정리했다. 참고하여 꼭 실천해 보기 바란다.

그림 3 5단계 '오행'

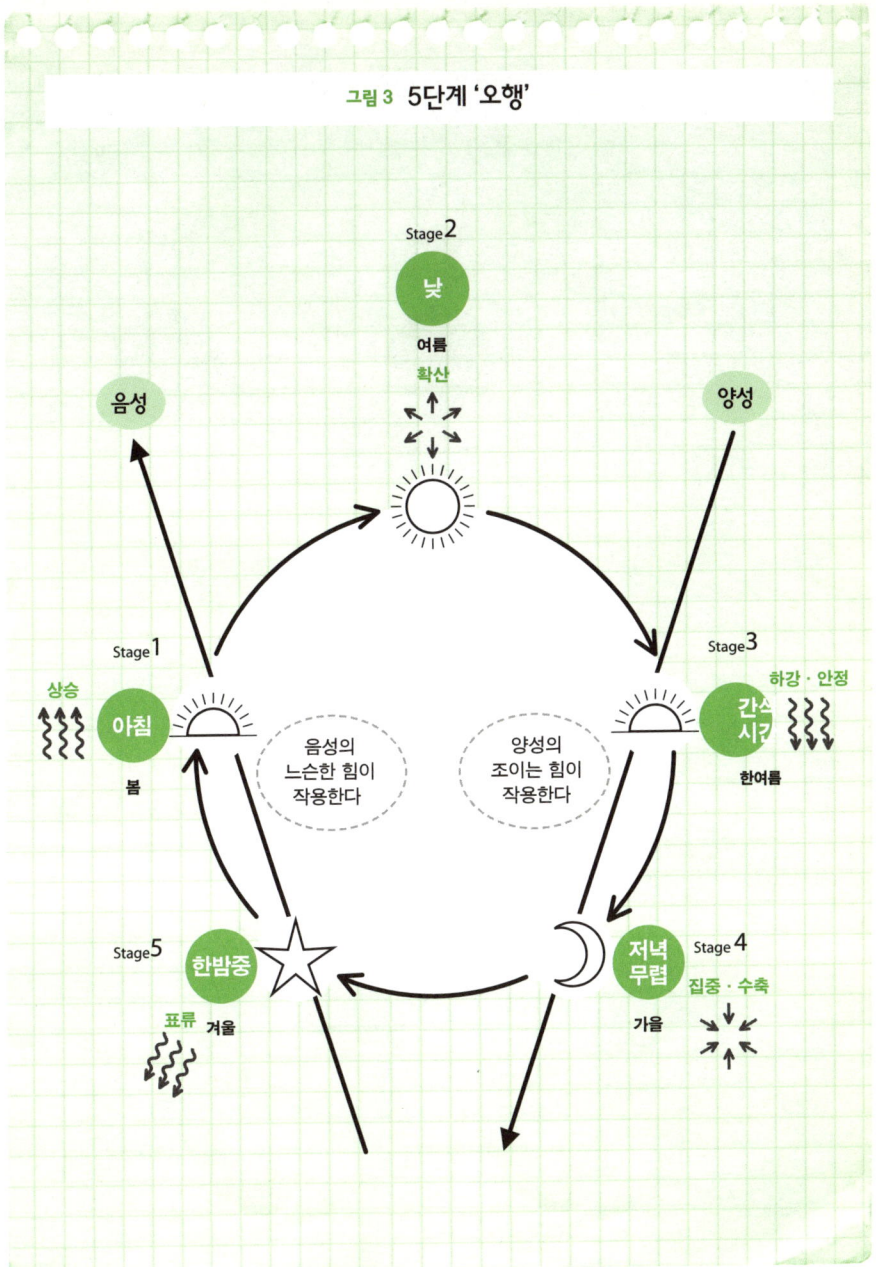

Stage2
낮
여름
확산

음성

양성

Stage1
상승
아침
봄

음성의
느슨한 힘이
작용한다

양성의
조이는 힘이
작용한다

Stage3
하강 · 안정
간스
시크
한여름

Stage5
한밤중
표류 겨울

저녁
무렵
집중 · 수축
가을
Stage4

표 2 5단계에 맞춘 생활과 식사법

Stage	Stage 1 **Tree** 나무, 봄	Stage 2 **Fire** 불, 여름
	상승하는 힘이 활발히 작용할 때	상승한 에너지가 더욱 활발해져 확산될 때
시간대/ 계절	**아침** **봄**	**낮** **여름**
먹으면 좋은 것	● 곡류: 보리 ● 채소: 위로 뻗어 나는 채소, 셀러리, 푸른 잎 채소, 파, 무, 숙주나물, 콩나물, 새싹류(브로콜리 새싹 등), 봄에 나는 죽순과 산나물 ● 해조: 미역 ● 조리법: 가능한 한 수분이 많은 상태를 유지하기 위해 찜 요리나 죽, 수프 등	● 곡류: 옥수수, 수수 ● 채소: 위로 뻗어 나고 잎이 퍼진 채소. 여름에 주로 나는 채소. 오이나 양상추, 가끔은 토마토. 쓴맛을 가진 채소 ● 해조: 김이나 파래 ● 조리법: 단시간 조리한 요리. 생채소 샐러드, 간단한 볶음, 튀김류
생활방법	기상 후에 몸을 펴는 스트레칭 등을 하면 효과적이다. 몸속을 활성화시키기 좋은 때다.	몸을 활발히 움직이게 한다. 밖으로 나가 에너지를 발산시키는 것이 몸과 마음을 쾌적하게 한다.

| Stage 3 | Stage 4 | Stage 5 |

Soil
흙, 한여름

확산된 에너지가 하강하는 힘으로
변화하여 안정하는 때

간식 시간
한여름

- 곡류: 찹쌀, 차조 등
- 채소: 둥근 채소. 호박,
  양파, 양배추, 브로콜리,
  콜리플라워, 순무
- 해조: 곰피(쇠미역)
- 조리법: 장시간 조리거나
  삶는다.

가장 안정을 원할 때.
업무 중이라도 편안히 차를
마시고 기분을 전환하면 좋다.
그 후 집중력이나 힘이 더욱
늘어난다.

Metal
금, 가을

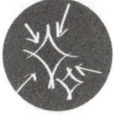

에너지가 하강하고,
조이는 힘이 활발해질 때

저녁
가을

- 곡류: 현미
- 채소: 아래로 자라는 채소.
  우엉, 연근, 무, 당근, 가을에
  나는 쑥갓, 배추, 경수채(교나)
- 해조: 톳(건조)
- 조리법: 장시간 조리하여
  수분을 포함시킨다. 밥을 짓는
  것이 이 단계에서 가장 적합한
  식사법. 맛은 아침과 점심에
  비하면 짠맛이 늘어난다.

조이는 힘이 활발할 때이므로
생각하고 집중하는 데 적합하다.
실내에서 작업을 하는 편이 더
쾌적하다.

Water
물, 겨울

조이는 에너지의 영향을 가장 많이
받고, 새로운 단계의 준비 시간

한밤중
겨울

- 곡류: 메밀이나 흑미
- 채소: 아래로 자라는 채소.
  우엉, 연근, 무, 당근, 참마,
  말린 채소, 무말랭이, 말린
  표고버섯 등 겨울철 채소
- 해조: 다시마
- 조리법: 푹 조리거나 오븐에
  굽거나 구운 주먹밥 등 수분이
  적은 조리법

지금까지의 일을 반성하거나
다음의 계획을 짜거나 거의 몸을
움직이지 않으면서 에너지의
변화를 느끼길 추천한다.

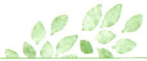

자궁이 쾌적해지는
생활 리듬

이처럼 5단계에 맞춰 식사법과 생활방법을 바꾸기만 해도 당신은 자연계의 리듬을 통해 도움을 얻을 수 있고, 자연의 힘과 응원을 한몸에 받을 수 있다.

특히 여성은 자연계의 리듬 중에서 달의 리듬에 맞춰 생활하면 여성성을 활성화시킬 수 있다.

달의 사이클은 사람의 세포가 다시 태어나는 28일, 여성의 이상적인 월경주기와 거의 비슷하다. 달의 변화와 여성 몸의 사이클은 매우 밀접한 관계가 있다.

여성의 몸은 월경에서 배란이 되기까지 느슨한 힘을 받아들여 몸의 노폐물을 배설하는 구조를 갖고 있다. 새로운 생명의 준비가 배란이고, 배설이 월경에 해당한다. 그 리듬으로 생각하면 월경일 때가 보름달이고, 배란일 때가 초승달이다.

여성은 특히 몸의 사이클에 맞춰 피부 상태나 마음 상태도 변한다는 사실을 의식해 달의 리듬에 맞춰 생활하면 자연계와 조화를 이루는 데 훨씬 수월하고 몸도 마음도 쾌적해진다.

현재는 음식이나 생활 리듬이 자연계의 리듬과 맞지 않는 사람들이 대부분이다. 만약 당신이 그러한 생활을 하고 있다면 달의 리듬을 약간만 의식해도 피부 관리실에 다니는 것보다 효과적일 것이다.

여성의 몸속에는 새로운 생명을 낳는 장기인 '자궁'이 존재한다. 자궁의 상태가 좋으면 여성 호르몬이 활성화되고 여성성이 높아져 피부가 매끄러워지고 노화를 방지할 수 있다. 여성은 자궁의 영향을 매우 강하게 받기 때문에 여성성을 높이기 위해서라도 가능한 한 자궁이 쾌적해질 수 있는 생활 리듬(=달의 리듬)을 받아들여야 한다.

항상 자궁을 포근한 침대와 같은 상태로 유지할 수 있도록 주의를 기울이자. 여성 자신이 가진 몸의 특징을 이해하고 여성다움을 존중하는 것은 몸과 마음을 훨씬 쾌적하게 하는 비결이다. 또한 자연과의 조화를 이루는 식사를 계속하면 여성으로 태어난 것에 자부심을 느낄 것이며 여성의 몸 구조가 저절로 사랑스러워질 것이다.

그림 4 달의 변화와 월경주기

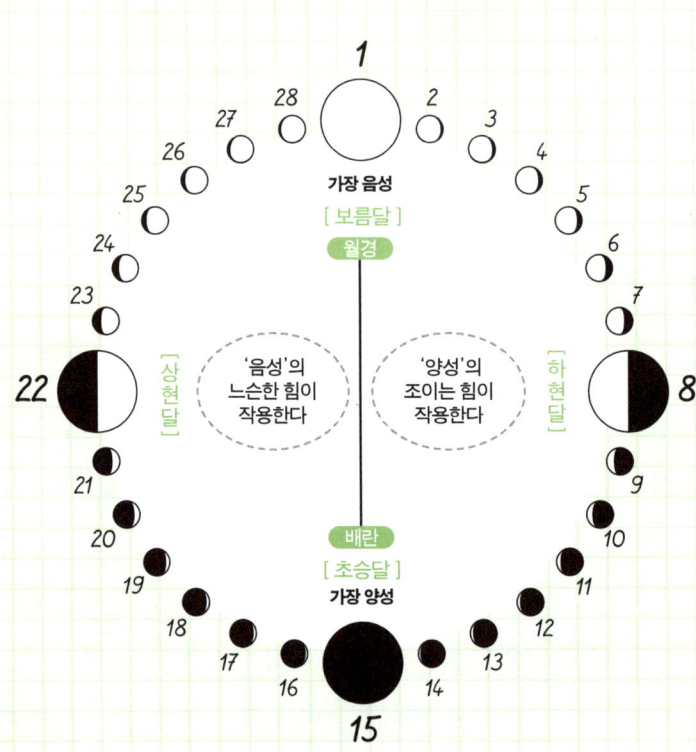

보름날을 월경 첫째 날로 하고 28일 주기를 나타내고 있다. 음양으로 말하면 초승달에서 상현달,

보름달로 바뀔 때 '음성'의 느슨한 힘의 영향을 받는다. 보름달일 때가 가장 음성이며, 그 다음부터

잠시 동안 안정된 상태였다가 하현달에서 초승달로 바뀔 때 '양성'의 조이는 힘의 영향을 받게 된다.

초승달일 때가 가장 조이는 힘을 강하게 받는다.

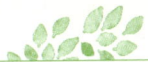

자신이 가진
여성성을 높인다

자연계와 조화를 이루지 않은 식생활을 했던 20대 때, 나는 아이들이 좋아서 유치원 선생을 했을 정도였지만 정작 내가 아이를 낳는다는 것은 별로 의식하지 못했던 것 같다.

초경을 시작하면서부터 생리통에 시달렸던 나는 차라리 자궁이 없었으면 좋겠다는 생각도 했다. 지금 생각하면 항상 자신감이 없고 마음의 밸런스가 좋지 않았던 것은 여성성을 존중하지 않고 내 몸의 일부인 자궁에 대해 부정적인 감정을 갖고 있었기 때문인 것 같다. 그러한 생각들이 일의 방법이나 연애에까지 영향을 줬을 것이다.

마크로비오틱을 이해하고 자연과 조화를 이루려고 노력하기 시작했을 때, 처음으로 솟아난 감정은 여성으로 태어난 게 좋다는 것이었다. 없었으면 좋겠다고 생각했던 자궁도 소중히 여기게 되고, 내 몸이 점점 사랑스러워졌다.

지금은 진심으로 여성으로 태어나서 다행이라고 생각하며, 내 안에 존재하는 여성성을 높임으로써 내 생명이 빛난다는 걸 느낄 수 있다.

이 체험은 나뿐만 아니라 나의 교실에 다니는 학생들도 마찬가지다. 자연계의 법칙에 맞는 생활을 시작함으로써 자기 자신과 자신의 몸을 사랑하게 되고, 여성이 가진 모성이 높아져 아이를 갖게 된 사람도 있다. 그 중에는 여성으로 태어난 자신이 싫어서 콤플렉스를 가진 사람이 몸과 자연계의 관계를 이해하고 자연계의 법칙에 맞춰 생활하게 된 후 스커트를 입게 되거나, 자신이 여성으로 태어난 것을 받아들여 연애를 하거나, 예뻐지는 자신에게 흥미를 갖게 된 사람도 있다.

달의 리듬에 맞춘 식사와 생활을 하면 몸도 마음도 쾌적해진다는 것을 전하게 되면서 정말 많은 사람들로부터 생리통이 사라졌다, 생리불순이 해소되었다, 여성스러워졌다 등의 이야기를 듣게 되었다.

달과 함께 변화한다는 것, 왠지 즐겁지 않은가! 꼭 한번 달의 사이클을 의식해 보기 바란다. 이것은 여성의 몸과 자연이 조화를 이루는 간단한 방법이다.

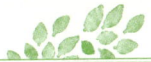

당신의 고민 해결을 위한
음식 진단

자연계의 법칙에 대해 살펴봤으니 이번에는 당신 자신에 대해 좀 더 살펴보기로 하자. 거듭 말하지만 '당신은 지금까지 먹은 음식으로 이루어져 있다', 그리고 나아가 '환경, 생활의 영향을 받는다.'

만약 당신이 지금 어떠한 문제나 고민을 안고 있다면, 그것을 해결하는 열쇠는 당신의 식생활과 생활습관을 개선하는 데 있다.

앞에서도 설명한 것처럼 마크로비오틱이라는 말은 고대 그리스 시대에 서양의학의 아버지로 불리며 철학자이자 의사인 히포크라테스가 쓴 '마크로비오스'가 어원이다.

히포크라테스는 사람의 병이 자연과의 조화를 깨뜨리는 데서 필연적으로 일어난다고 생각하고, 만약 그것을 해결하고 싶다면 그 사람의 식생활과 생활습관을 개선할 필요가 있다고 했다. 히포크라테스는 자기 주변에 일어나는 현상의 원인은 자신에게 있으며, 병을 개선하고 사고를 예방하는 방법으로 식생활과 생활습관의 개선을 주창했다.

당신의 병이나 몸 상태, 그리고 내면이나 외견도 돌연변이로 인해 일어나는 게 아니라 조금씩 축적된 식습관과 생활습관의 결과이므로, 그 대부분은 당신이 먹고 있는 음식과 크게 관계가 있는 것이다.

당신의 문제나 고민을 해결하기 위해서는 당신 자신을 지금까지 만들어 온 환경, 생활습관, 음식을 개선하는 일부터 시작해야 할 것이다.

그렇다면 우선 지금 당신의 몸 상태나 기분에 시선을 돌려 보자. 〈표 3〉 체크시트에서 해당되는 항목을 체크해 본다.

체크해 보니, '잠을 잘 못 잔다', '짜증이 난다' 등을 간과하고 있지는 않은가? 나는 마크로비오틱 식사를 시작하기 전까지 몸이 언제나 무겁고, 두통이 있었으며, 기분은 가라앉아 있었다. 하지만 그런 상태가 보통이라 생각했을 뿐 몸과 마음의 밸런스가 깨져 있다고는 생각하지 않았다. 나이 서른을 넘으면 이런 상태가 되는 것이 당연한 일이라고 여겼던 것이다.

사실 건강한 사람이라면, 이 체크 항목 어느 것에도 해당되지 않을 것이다.

마음 상태, 몸 상태, 얼굴 상태, 이 모두가 당신의 식생활과 생활습관의 상태를 나타내고 있다면……! 그 신호를 날마다 스스로 알아채고 신중히 대처해 간다면 당신의 문제는 해결될 것이다.

〈표 3〉 체크시트에서 해당되는 항목이 가장 많은 타입은 무엇인가?

표 3 당신 자신을 알기 위한 체크시트

해당되는 증상을 체크하고, 타입별로 그 숫자를 적어 넣으세요.

최근의 몸 상태 · 미용 트러블	최근의 마음 상태	타입
☐ 눈곱이 자주 낀다 ☐ 피부에 윤기가 없고 칙칙하다 ☐ 손톱이 자주 부러진다 ☐ 손발이나 얼굴이 누렇다 ☐ 미간의 주름이 거슬린다	☐ 짜증이 난다 ☐ 감정이 가라앉지 않는다 ☐ 욕구불만 ☐ 화를 자주 낸다 ☐ 인내심이 없다	Tree 타입 ☐
☐ 몸이 굳어 있다 ☐ 얼굴이 지성이다 ☐ 손발이나 얼굴이 붉다 ☐ 코끝에 땀이 자주 맺힌다 ☐ 땀구멍이 거슬린다	☐ 자주 긴장한다 ☐ 인생을 즐기지 못한다 ☐ 일을 하지 않으면 안정이 안 된다 ☐ 집중을 잘 못한다. ☐ 쉬면 마음이 편하지 않다	Fire 타입 ☐
☐ 소화불량이 일어나기 쉽다 ☐ 점, 기미, 주근깨가 많다 ☐ 콧날이 딱딱하다 ☐ 단것을 끊을 수가 없다	☐ 불안하다 ☐ 정에 약하다 ☐ 쓸데없는 생각을 자주 한다 ☐ 의심을 잘한다 ☐ 자주 망설인다	Soil 타입 ☐
☐ 변비, 가스가 자주 나온다 ☐ 콧물이나 기침이 자주 나온다 ☐ 입 냄새와 체취가 있다 ☐ 피부가 거칠다 ☐ 여드름이 잘 생긴다	☐ 쉽게 슬퍼진다 ☐ 우울해진다 ☐ 무기력감이 있다 ☐ 자신이 불행하다고 생각한다 ☐ 머리가 맑지 않다	Metal 타입 ☐
☐ 요통이 있다 ☐ 배뇨가 시원하지 않다 ☐ 다크서클이 거슬린다 ☐ 자주 붓는다 ☐ 밤에 잠을 잘 이루지 못한다	☐ 두려움을 느낀다 ☐ 혼란스럽다 ☐ 걱정을 많이 한다 ☐ 자신에게 자신감이 없다 ☐ 용기가 없다	Water 타입 ☐

타입별로 지금까지 지나치게 많이 먹었던 음식, 균형을 유지하기 위해 먹어야 할 음식, 그리고 균형이 이루어졌다면 어떻게 변화하는지, '타입별 진단 결과'를 〈표 4〉에 정리했다.

진단 결과를 보니 어떤가? 평상시의 식생활에서 짐작되는 점이 있는가? 평소 아무 생각 없이 버릇처럼 먹기 때문에 자신이 무엇을 많이 먹는지 의외로 깨닫지 못하는 경우가 많다.

그런 사람은 일주일 동안 푸드 다이어리를 작성해 보면 지금까지 알지 못했던 식습관을 파악하는 계기가 될 것이다.

표 4 타입별 진단 결과

타입	지금까지 많이 먹어 온 음식	균형을 잡기 위해 먹으면 좋은 음식	균형이 잡힌 경우
Tree 타입	구운 생선, 쌀 과자, 술, 염분이 강한 음식, 설탕이 들어간 과자, 기름기 많은 음식, 컵라면, 인스턴트식품	**신맛을 가진 음식** 보리, 파, 숙주나물, 콩나물, 무 등의 새싹류, 미역, 레몬 등의 감귤류, 낫토, 템페(콩으로 만든 인도네시아의 대표적인 음식) 등 발효 기간이 짧은 발효식품, 오트밀 ● 조리 방법은 찜 요리를 중심으로	·인내심이 강해진다 ·창조적이 된다 ·유연한 사고를 갖게 된다
Fire 타입	수분이 많은 음식, 카레, 고기, 붉은 생선, 햄, 베이컨, 소시지, 아이스크림	**쌉쌀한 채소** 생채소 샐러드, 옥수수, 팝콘, 양상추, 앨팰퍼(자주개자리. 콩과에 속하는 다년초), 김, 작두콩 ● 조리 시간은 단시간에 볶거나 불을 가한다. 튀김도 좋다	·양기가 생긴다 ·아이디어가 솟는다 ·기분이 상쾌해진다
Soil 타입	빵, 닭고기, 달걀, 명란 등 생선 알, 치즈, 크래커, 새우, 게, 설탕이 들어간 과자, 술, 주스	**채소나 곡물이 가진 단맛** 호박, 양배추, 양파, 당근, 브로콜리, 콜리플라워, 무순 등의 채소, 현미, 찹쌀, 차조 등의 곡물류, 밤, 톳, 사과 ● 조리 방법은 짓거나 조림 요리를 중심으로	·기분이 누그러진다 ·만족감이 생긴다 ·온화해진다
Metal 타입	육류, 기름기 많은 음식, 요구르트, 유제품, 설탕이 들어간 과자, 김치, 고추	**매운맛을 가진 채소** 무, 우엉, 연근 등 뿌리채소류, 무나 당근의 잎, 쑥갓, 경수채, 생강, 겨자, 고추냉이(와사비), 물냉이, 갈분(칡녹말), 말린 표고버섯과 다시마로 끓인 된장국, 톳, 흰 살 생선 ● 조리 방법은 불에 잘 익힌다	·배려심이 생긴다 ·행복감을 느낀다 ·머리가 맑아진다
Water 타입	염분이 강한 음식, 동물성 식품, 설탕이 들어간 과자	**적당한 짠맛** 메밀, 팥, 율무, 무말랭이, 고야두부, 떡, 다시마, 뿌리채소류 ● 조리 방법은 오븐에 굽거나 조림을 중심으로	·자신감이 생긴다 ·용기가 생긴다 ·헌신적이 된다

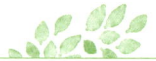

음식이
생명을 만든다

당신을 지금까지 만들어 온 식습관의 문제점을 발견했는가? 당신의 몸, 마음, 그리고 미용에 대한 고민은 평소에 쌓아 온 작은 습관이 영향을 미쳤으며, 스스로 해결할 수 있다는 사실을 알았을 것이다.

내가 제안할 수 있는 방법은 자연계의 법칙에 따라 매일 먹는 음식의 선택을 바꿔 보는 것이다. 예를 들면, 문제의 원인이 되는 식습관의 일부만이라도 바꿔 보자. 지금까지 많이 먹었던 음식을 줄이고, 그동안 싫어서 먹지 않았던 음식을 조금씩 먹어 본다. 이처럼 쉬운 것부터 시작하면 된다.

자신의 생명을 만드는 것, 그리고 아름다움을 만드는 것은 바로 자기 자신이라는 사실을 의식하고 음식의 선택에 변화를 준다면, 반드시 당신의 문제는 해결될 것이다. 당신이 원하는 당신의 진정한 모습을 만나는 즐거움을 체험하게 될 것이다.

먹는다는 행위는 인류가 시작된 이래 지금까지 해오고 있는 살기 위한 수단이다. 매일 행하는 너무나 당연한 일에 당신을 아름답게 해줄 답이 있는 것이다. 그런 식사로 예뻐진다는 것, 일석이조가 아니겠는가?

마크로비오틱은 비싼 돈을 내고 미용 성형을 하는 것보다, 또 화장품에 의존하는 것보다 더 쉽고 큰 효과를 기대할 수 있는 미용법이다. 당신 스스로 당신을 만드는 '기술'로서 꼭 요리를 즐겨 보기 바란다.

이상적인 얼굴,
'마크로비오틱 미인'의
정의

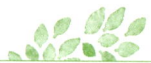

아름다움이란
기분 좋고 편안한 느낌

시대에 따라 미인의 정의는 변한다. 그런 의미에서 얼굴도 유행하는 스타일이 있을지 모른다. 헤이안 시대(平安 時代: 794년 간무왕이 헤이안교(지금의 교토)로 천도한 때부터 미나모토노 요리모토가 가마쿠라 막부를 개설한 1185년까지의 일본 정권)에는 쌍꺼풀이 없는 가는 눈을 선호했지만, 현대에는 가로로 트인 긴 눈과 확실하게 쌍꺼풀 진 눈이 인기가 있다.

도대체 미인의 정의란 무엇일까? 그때그때 인기 있는 여배우의 얼굴이 그 시대의 '미인' 얼굴이라 할 수도 있겠다. 이처럼 미인의 정의란 시대나 보는 사람의 주관에 따라 바뀌는 애매한 것이기도 하다.

그럼, 이 책에서 말하는 '미인'에 대한 정의를 내려 보자.

아름다움의 정의는 봤을 때 기분이 좋고 마음이 편해지는 모습이다. 그리고 앞서 말한 '자연계는 아름다운 것밖에 만들지 않는다. 만약 아름답지 않다면 그것은 균형이 깨져 있기 때문이다'라는 법칙을 소중히 여겨야 한다.

이 책에서는 '미인이란 조화가 잘 되어 보고 있으면 기분이 좋고 마음이 편안한 얼굴'이라고 정의를 내리고 싶다. 중요한 것은 전체적인 균형이 잡혀 있느냐 없느냐인 것이다. 그리고 얼굴은 내장의 상태를 나타내는 체크시트와 같다. 그런 의미에서 미인이란 건강한 상태라고 말할 수 있다. 몸 상태가 좋으면 얼굴 전체가 잘 조화되어 보고 있으면 편하고 기분 좋은 상태(=미인)가 되는 것이다.

모두가 똑같은 얼굴이 될 필요는 없다. 당신의 몸과 마음이 잘 조화된 상태가 아름다움의 원천이 된다. 아름다움을 지배하는 얼굴과 내장, 음식의 관계에 대해 설명하도록 하겠다.

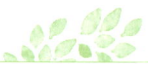

얼굴의 기본은
엄마 뱃속에서 만들어진다

세계 여러 나라 사람들을 보면 피부색, 머리카락의 색, 눈동자의 색이 다르다. 그리고 그 지역에서 먹을 수 있는 것들도 각각 다르다. 같은 지역에 살며 같은 음식을 먹은 사람들은 모두 어딘가 비슷하다. 그것만 봐도 음식과 환경이 얼굴이나 몸을 만든다는 것을 알 수 있다.

같은 일본인이라도 에도 시대(江戶 時代: 도쿠가와 이에야스가 세이이 다이 쇼군에 임명되어 막부를 개설한 1603년부터 15대 쇼군 요시노부가 정권을 조정에 반환한 1867년까지의 봉건 시대)와 요즘 사람들의 얼굴을 비교하면 그 경향이 다르다. 옛날 사람들은 담백한 얼굴형이며, 지금 사람들은 쌍꺼풀이 있는 강한 인상의 얼굴형이 많다. 그것은 서양화된 식생활이 지금의 얼굴에 영향을 줬기 때문이다. 식생활은 사람의 얼굴에 영향을 미친다.

식생활과 함께 또 하나, 당신의 얼굴은 아버지와 어머니 유전자의 영향도 받는다. 특히 당신이 어머니 뱃속에 있을 때 어머니가 먹었던 음식의 영향을 크게 받는다. 그런 의미에서 여성의 경우, 아기를 뱃속에서 키우는 동안의 식생활이 아기의 건강 상태와 얼굴 생김새에까지 영향을 미치므로 임신 중의 식생활은 특히 중요하다.

어머니의 자궁 속에서 만들어진 기본적인 골격과 형태를 크게 바꿀 수는 없지만, 가지고 태어난 토대를 살려 당신답게 잘 조화된 상태로 바꿀 수는 있다. 그것이 마크로비오틱으로 만드는 개성 만점의 '마크로비오틱 미인'이다.

마크로비오틱은 결코 당신 자신을 부정하지 않고 당신의 장점을 최대한 살려 준다. 구체적으로 말하면 당신의 얼굴에서 불필요한 부분을 없애고 아름다움을 살려 나가는 것이다.

얼굴의 각 부분, 즉 눈이나 코의 형태가 잘 만들어지기까지는 모두 과정이 있다. 그 과정을 밟아 당신의 얼굴을 더욱 조화로운 얼굴로 바꿔 보자.

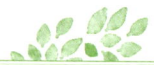

이상적인 얼굴,
'마크로비오틱 미인'이란

우리는 엄마 뱃속에서 약 280일을 보낸다. 정자와 난자의 결합에서 시작하여 태어날 때까지 우리의 세포는 30억 배로 변화한다. 첫 수정란은 7일 만에 자궁에 착상된다. 그리고 21일 만에 얼굴의 윗부분과 머리 부분에서 이마가 만들어진다. 그 다음 63일 만에 얼굴의 중앙부분이 만들어지고, 189일 만에 얼굴의 아랫부분이 만들어진다.

예를 들면, 첫 21일 동안 엄마가 느슨해지는 '음성' 음식을 많이 먹으면 이마 부분이 커진다. 반대로 조이는 힘을 가진 '양성'의 음식을 먹으면 이마 부분이 좁아진다.

얼굴이 세로로 갸름하고 길면 느슨한 힘을 가진 음성 음식을 많이 먹은 것이다. 얼굴이 작다면 조이는 힘을 가진 양성 음식을 많이 먹었다는 뜻이다.

눈썹은 임신 2~3개월 동안 먹은 음식의 영향을 받는다. 치켜 올라간 눈썹은 특히 동물성 음식을 먹은 사람들에게 많다. 이상적인 눈썹은 가운데 부분에서 활 모양처럼 내려가 있는 것인데, 이 눈썹은 곡물이나 채소를 많이 먹은 사람에게 많고 예부터 행복과 장수의 상징으로 여겨지고 있다.

눈의 위치도 얼굴의 중심에서 양쪽에 균형 있게 배치되어 있다면, 엄마의 영양 상태가 균형 잡혀 있음을 나타낸다. 눈이 가운데로 몰려 있다면, 조이는 힘이 강한 동물성 음식을 많이 섭취했음을 뜻한다. 반대로 눈이 너무 떨어져 있는 경우는 엄마가 음성인 과일이나 우유 등을 많이 먹었음을 알 수 있다.

중앙에 균형 있게 배치되어 있는 코도 엄마의 영양 밸런스가 좋았다는 뜻이다. 입의 크기는 코의 폭보다 약간 작은 것이 이상적이며, 큰 입은 엄마가 음성의 음식을 즐겨 먹었다는 것을 나타낸다.

혹시 자신의 얼굴 생김새에 불만이 있다 하더라도 엄마와 다투지는 말자. 엄마는 당신을 열 달 동안 뱃속에서 있는 힘껏 키워 세상 밖으로 탄생시켰으니까.

몇백 년 전부터 많은 사람에게 사랑받고 숭배되어 온 관음과 부처의 얼굴을 떠올려 보자. 품격과 치유의 효과를 가진 부처의 얼굴은 예부터 조화를 이룬 미인의 상징이 되어 왔다.

관음처럼 품격 있고 보고 있으면 마음이 편해지는 얼굴이 바로 '마크로비오틱 미인'의 이상적인 얼굴이다.

그림 5 이상적인 '마크로비오틱 미인'

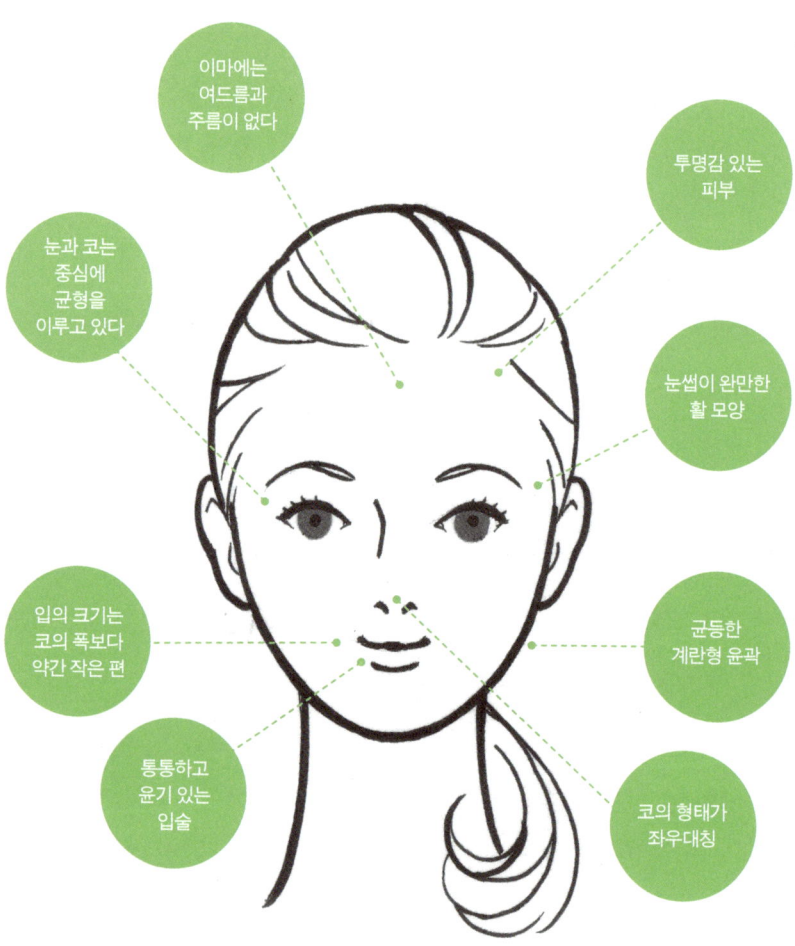

이마에는 여드름과 주름이 없다

투명감 있는 피부

눈과 코는 중심에 균형을 이루고 있다

눈썹이 완만한 활 모양

입의 크기는 코의 폭보다 약간 작은 편

균등한 계란형 윤곽

통통하고 윤기 있는 입술

코의 형태가 좌우대칭

얼굴과
내장의 관계

우리의 몸은 하늘에서 내려오는 '양성'의 에너지와 대지에서 올라오는 '음성'의 에너지가 교차함으로써 진동을 일으켜 만들어진 소용돌이로 형성되어 있다. 손의 지문이 돌기 모양이고 머리의 가마가 소용돌이 모양을 하고 있는 것이 바로 그 흔적이다.

우리의 몸은 수정 후 자궁 속에서 음양의 진동이 만들어낸 소용돌이에 의해 형성된다. 신경계, 순환기계, 소화기계의 세 가지 소용돌이가 만들어지고, 이 소용돌이는 목을 경계로 위에는 머리, 아래에는 몸을 만들어낸다.

얼굴의 아랫부분은 몸의 상부와 연관되고, 머리의 중앙은 몸의 중앙, 얼굴의 윗부분은 몸의 아랫부분과 연관된다.

그래서 얼굴과 내장의 각 부분은 밀접한 관계가 있고, 내장의 상태가

그림 6 얼굴이 나타내는 내장의 상태

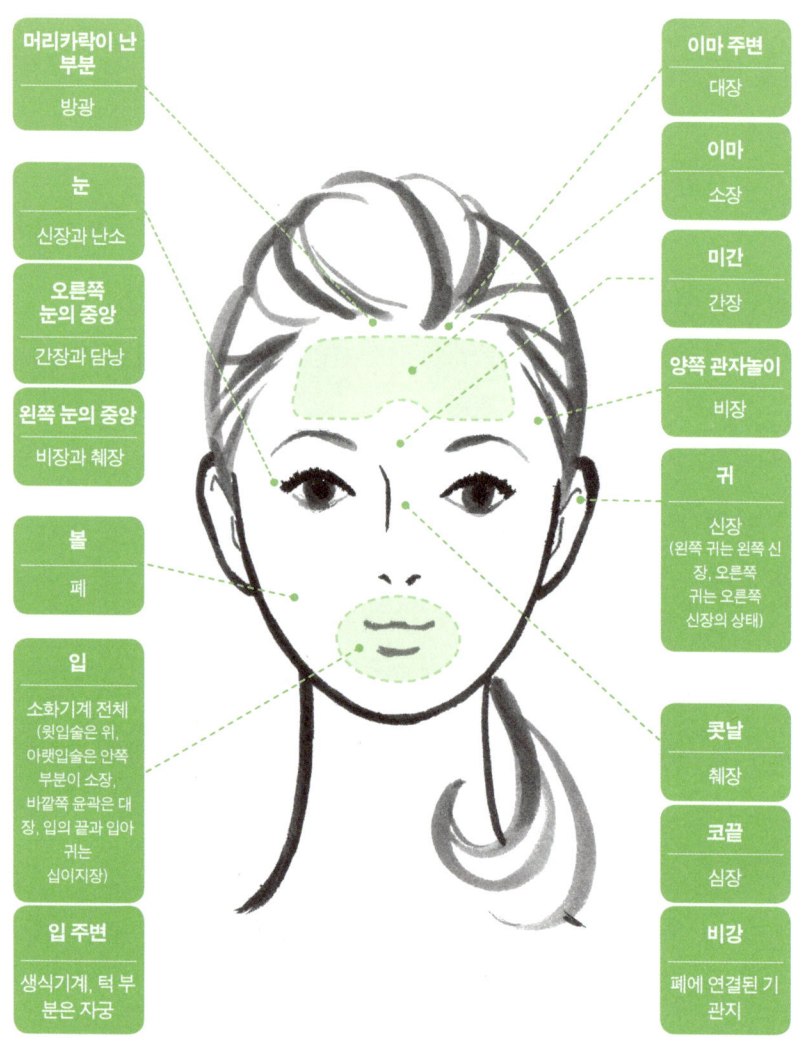

머리카락이 난 부분
방광

눈
신장과 난소

오른쪽 눈의 중앙
간장과 담낭

왼쪽 눈의 중앙
비장과 췌장

볼
폐

입
소화기계 전체
(윗입술은 위,
아랫입술은 안쪽
부분이 소장,
바깥쪽 윤곽은 대
장, 입의 끝과 입아
귀는
십이지장)

입 주변
생식기계, 턱 부
분은 자궁

이마 주변
대장

이마
소장

미간
간장

양쪽 관자놀이
비장

귀
신장
(왼쪽 귀는 왼쪽 신
장, 오른쪽
귀는 오른쪽
신장의 상태)

콧날
췌장

코끝
심장

비강
폐에 연결된 기
관지

※ 얼굴과 내장의 위치 관계를 쿠시 미치오 선생님은 위의 그림으로 정리하였다.

얼굴의 각 부분에 나타나는 것이다. 몸의 중심에 심장이 있는 것처럼, 얼굴의 중심에 있는 코끝은 심장의 상태를 나타낸다.

당신의 얼굴 중 신경 쓰이는 부분이 있다면, 그것은 그 부분과 관계된 내장의 상태를 알려 주는 신호다.

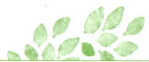

미인을 만드는
7가지 방법

지금부터 당신의 개성을 살려 미인이 되는 계획을 실행해 보자. 그것은 자연계의 법칙을 이해하고 진정한 당신을 만나는 여행이 될 것이다. 미인을 만드는 방법을 복습해 보자.

1. '미인'이란 자연계와 조화가 이루어진 상태를 나타낸다.

   🌿 음양의 힘을 잘 받아들인다.

2. 자연계와 조화를 이루려면 매일 먹는 음식의 올바른 선택이 중요하다.

   🌿 식사법의 기준으로 '표준식'을 실천한다.

3. 얼굴은 당신의 건강 상태를 나타내는 '체크시트'. 매일 얼굴의 밸런스를 체크한다.

   🌿 미인은 건강한 몸에서 만들어진다.

4. 단 하나뿐인 당신을 소중히 여긴다.

🍃 당신을 만드는 재료로 유기적인 음식과 생명이 있는 음식을 먹는다.

5. 마크로비오틱 미인을 만드는 무대는 부엌이다.

🍃 일주일에 한 번이라도 좋으니 부엌에서 당신을 위한 요리를 한다.

6. 당신 자신을 사랑하기 위해 식생활에 관심을 갖도록 한다.

🍃 지금까지 먹었던 음식을 체크함으로써 문제를 해결할 수 있다.

🍃 지금의 문제를 해결하기 위해 푸드 다이어리를 쓴다.

7. 좋은 말을 많이 한다. 좋은 말은 당신을 미인으로 만드는 마법이다.

🍃 음양의 균형은 기분 좋은 '진동'을 만든다. 말은 자신과 가장 가까운 진동이다.

다음 장에서는 당신의 얼굴에 나타난 신호를 어떻게 읽어내고, 어떻게 식사를 바꾸면 좋을지 설명하겠다.

얼굴에 나타난 건강신호 읽는 법

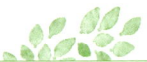

얼굴을
체크하는 방법

우선 거울에 당신의 얼굴을 비춰 보자. 미인의 정의를 기억하고 있는가? 조화가 잘 되어 있는지 살펴본다. 이때 얼굴 전체, 몸 전체의 밸런스를 보는 것이 중요하다.

사람들은 대부분 얼굴 전체를 보기보다는 눈가의 주름, 기미 등 평소 신경 쓰이는 부분만 보는 경향이 있다. 물론 신경이 쓰이는 부분은 요주의 겠지만, 당신을 보는 상대방은 눈과 입 같은 부분만 보는 게 아니라 얼굴 전체, 몸 전체, 당신 전체를 본다는 사실을 의식해야 한다.

그렇다면, 고민이 되는 부분은 어디인가?

매일 같은 방법으로 얼굴을 보면 매일의 변화를 알 수 있다. 가능하다 면 언제나 같은 시간에 체크하는 습관을 들이면 좋다.

🌱 우선 아침에 세수를 하고 나서 곧바로 얼굴을 본다.

🌱 자기 전 화장을 지웠을 때 아침과 같은 방법으로 얼굴을 본다.

　　바람직한 방법은 얼굴 전체를 거울에 비춰 전체적으로 얼굴을 바라보는 것이다. 거울을 너무 가까이 들여다보지 말고 50cm 정도 거리를 두고 얼굴 전체를 본다.

　　왠지 위화감을 느끼지는 않는가? 신경 쓰이는 부분은 없는가? 아침과 밤의 차이가 느껴지는가? 이와 같은 방법으로 매일 얼굴을 체크한다. 만약 어딘가 위화감을 느꼈다면 그 부분을 체크해둔다.

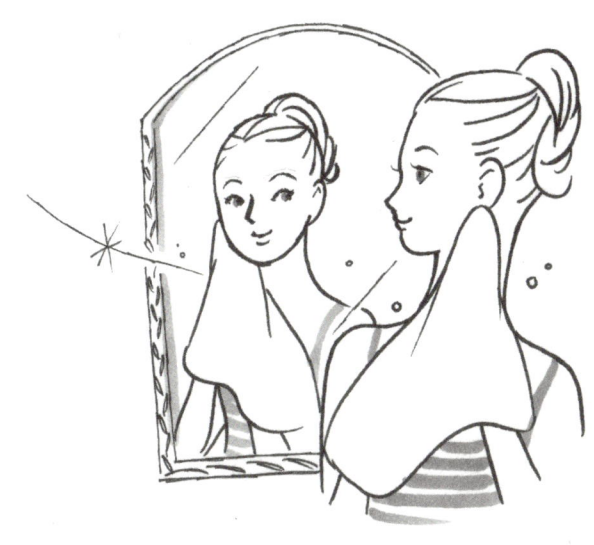

평상시보다 얼굴이 부어 있다? 뺨에 뾰루지가 생겼다? 피부의 윤기는? 눈의 크기가 좌우대칭이 아니다? 표정이 어둡지 않나? 자연스런 미소가 나오는가?

이때 결점과 자신이 싫어하는 부분, 즉 '왜 눈이 작은 거야' 같은 콤플렉스 부분만 체크하지 않도록 한다.

포인트는 전체의 밸런스가 좋은지를 살펴보는 것이다. 그리고 거울을 볼 때, 아침에는 "나는 왜 이렇게 예쁜 거야. 오늘 하루도 부탁해.", 자기 전에는 "오늘 하루도 예쁜 얼굴을 해줘서 고마워."라고 말한다.

좋은 말을 하면 당신의 세포는 조화가 잘 된 식사를 할 때처럼 기뻐한다. 매일 당신의 얼굴에 좋은 말만 해줘도 당신의 얼굴은 달라진다. 그리고 얼굴 전체의 변화를 의식할 때 당신은 더욱 예쁘게 변할 것이다.

다음은 얼굴의 각 부분과 음식의 관계에 대해 설명하겠다.

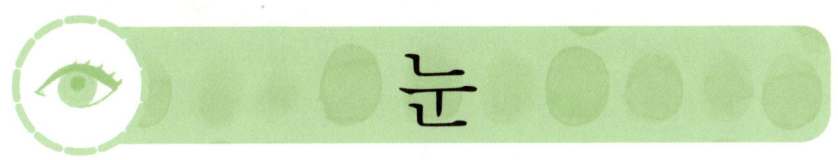

눈

신장, 간장, 담낭, 췌장, 비장의 활동과 난소의 상태를 나타낸다

◎ 작은 눈 ◎

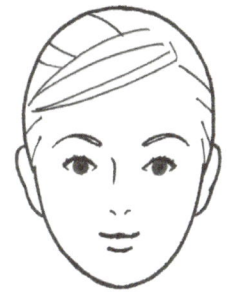

눈의 크기로 음식의 음양 균형이 잘 이루어졌는 지를 체크할 수 있다. 물론 엄마 뱃속에 있을 때 음식이 크게 영향을 미치지만, 그 후의 균형 있 는 식생활로도 눈의 크기와 인상이 변한다.

작은 눈은 조이는 힘, '양성'의 영향을 받는 다. 양성의 대표적인 식사는 동물성 음식과 염분이 강한 음식, 찜 요리나 구운 생선 등 수분이 적고 딱딱한 음식, 장시간에 걸쳐 조리한 음식 등이 다. 남성적인 에너지가 강하고 평범하지 않은 강한 의지와 행동력이 있는 사람은 눈이 작은 경향이 있다.

만약 당신이 거울을 보고 평소보다 눈이 작게 느껴진다면 그것은 조 이는 힘, 즉 양성의 힘을 많이 받았다는 신호다. 최근에 먹은 음식에 염분 이 많지 않았는지, 찜 요리가 많지 않았는지, 육류나 생선을 많이 먹지 않 았는지 생각을 더듬어 보자.

나의 경우는 육류나 생선은 대부분 먹지 않으므로 눈이 작게 느껴질 때는 조림 요리나 염분이 강한 음식을 먹었을 때가 대부분이다.

◦ 큰 눈 ◦

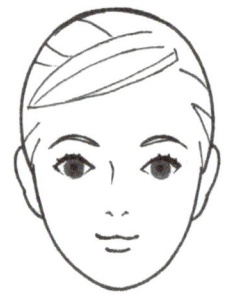

반대로 큰 눈은 느슨한 힘, '음성' 음식의 영향을 받은 경우다. 음성의 대표적인 식사는 설탕이나 수분이 많은 음식, 주스나 과일, 생채소 등 조리 시간이 짧은 요리다. 여성의 에너지가 강하고 행동파라기보다는 정신적인 면을 중시하고 감수성인 강한 사람은 눈이 큰 경향이 있다.

큰 눈을 동경하는 사람은 가능한 한 염분이 강한 음식, 빵과 동물성 음식을 삼가길 바란다. 눈의 전체적인 크기는 바뀌지 않을지 모르지만 조이는 힘이 약해지므로, 인상은 강하고 드센 느낌에서 부드럽고 온화한 느낌으로 바뀔 것이다.

나는 달걀이나 명란을 좋아해서 어릴 적부터 잘 먹었다. 이것은 조이는 양성의 힘이 강한 음식의 대표선수다. 지금 생각하면 그때의 눈은 작고 꽉 조여진 느낌이었다. 지금도 큰 눈은 아니지만, 그 당시의 인상과 비교하면 부드러운 인상으로 바뀌었다.

눈썹

생명력과 정신 상태를 나타낸다

눈썹의 모양은 엄마가 임신 3~4개월까지 먹은 음식의 영향을 강하게 받는다.

우선 미간의 폭을 체크해 보자.

만약 미간이 좁다면 조이는 힘, '양성'의 음식을 엄마가 자주 먹었다는 증거다. 육류를 비롯한 동물성 음식, 염분이 강한 음식, 달걀 등이 대표선수다. 동물성을 비롯한 양성 음식을 너무 많이 먹으면 체질적으로 간장, 췌장, 신장, 심장 등의 장기가 약해지기 쉬운 타입이라는 것을 기억해둔다.

만약 미간이 넓다면 반대로 느슨한 힘, '음성' 음식의 영향을 받고 있다는 증거다. 열대성 과일이나 주스, 지방분이 많은 유제품이나 술 등은 음성 음식의 대표선수다. 이 경우 폐나 장, 방광, 담낭 등의 장기가 약해지기 쉬운 타입이다.

헤이안 시대 사람들의 그림을 보면 미간이 넓게 그려져 있다. 이를 통해 옛날 일본 사람들은 동물성 음식을 별로 먹지 않았다는 특징을 알 수 있다.

눈썹은 일반적으로 그 사람의 정신력과 생명력을 나타낸다. 눈썹이 짙고 숱이 많은 사람은 힘이 좋고 활동적이며 건강함을 상징한다. 여성은 별로 짙은 눈썹을 좋아하지 않을지 모르지만, 너무 옅은 편이라면 현미를 중심으로 하는 '표준식'을 먹기를 추천한다.

예전에 한 학생으로부터 김치 다이어트를 한 결과, 머리카락과 눈썹이 옅어진 것 같다는 상담을 받은 적이 있다. 향신료나 열대성 과일 등 '음성'에 속하는 음식, 그것도 자극적인 '음성' 음식을 계속 섭취하면 눈썹이 빠지는 경우가 있다. 그런 느낌이 드는 사람은 '음성' 음식을 삼가길 권한다. 그 학생은 반년 동안 '표준식'을 실시하여 머리카락도 원래대로 돌아오고, 눈썹도 다시 검게 변했다고 한다.

눈썹이 갑자기 옅어지거나 가늘어졌을 때는 몸과 마음에 상당한 손상이 있었다는 신호다. 이때는 심신의 휴양을 위한 시간을 갖길 권한다.

눈썹의 색이 갑자기 하얗게 된 경우는 염분이 강한 음식을 먹지 않았는지, 밝은 밤색으로 변했을 경우는 육류 등 동물성 음식을 많이 섭취하지 않았는지 체크해 본다. 검은 눈썹은 식물성 음식을 잘 섭취하고 있다는 증거가 된다.

| 눈썹 모양으로 알아보는 체질 구분법 |

눈썹의 모양은 대부분 엄마가 임신 중에 먹었던 음식의 영향을 받는다. 눈썹의 모양을 보면 갖고 태어난 체질을 알 수 있다. 눈썹의 모양을 크게 5가지로 나누어 체질을 살펴보겠다.

◌ 전체적으로 치켜 올라간 모양 ◌

육류를 비롯한 동물성 식품을 엄마가 많이 섭취했다는 증거다. 성격은 활발하고 행동력이 있으며, 체질적으로는 심장과 간장이 손상받기 쉬운 타입이다. 구운 고기나 베이컨, 소시지 등 지방분이 많은 동물성 음식을 많이 먹지 않도록 주의한다.

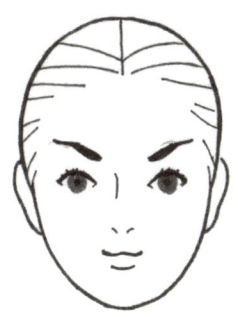

◌ 치켜 올라가 눈꼬리의 반은 처져 있는 모양 ◌

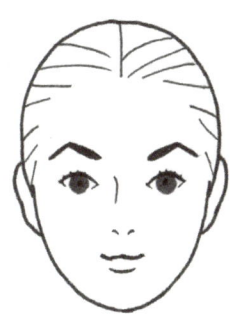

눈썹이 산 모양처럼 가운데가 치켜 올라가 있는 것은 엄마가 임신 전반에는 동물성 음식을 많이 먹었고, 임신 후반에는 식물성 음식을 많이 먹었다는 증거다. 활동적이며 상냥한 사람이 많고, 젊을 때는 육체적인 활동을 하지만 인생의

후반은 정신적인 활동에 흥미를 갖기 쉬운 타입이다.

체질적으로는 음성과 양성 양쪽을 극단적으로 먹는 것을 좋아하며, 신장과 췌장, 간장이 손상받기 쉬운 타입이다. 이 타입의 사람에게 추천하고 싶은 것은 '달콤한 채소 수프'(p. 189)다.

◎ 균형 잡힌 완만한 활 모양 ◎

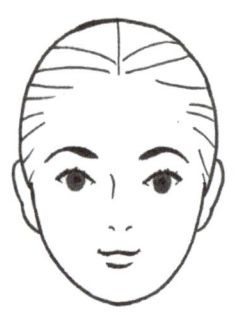

활 모양의 눈썹은 엄마가 균형 잡힌 식사를 했다는 것을 나타낸다. 이 눈썹을 가진 사람은 우선 엄마에게 감사해야 한다.

신체적으로도 정신적으로도 균형이 좋고, 태어날 때부터 건강한 타입이다. 이런 눈썹 모양을 가진 사람은 눈썹의 형태를 일부러 만지지 말고 가능한 한 유지하도록 한다.

◎ 눈썹 꼬리가 처진 모양 ◎

이 눈썹 모양을 가진 사람에게 "채소를 좋아합니까?"라고 물어 보면, 경험상 대부분의 사람들이 '부모님이 시골에서 농사를 짓고 계시다'라고 대답한다. 눈썹 꼬리가 처진 모양이 되는 것은 엄마가 동물성 식품을 거의 먹지 않고 채소를 중심으로 식사를 했다는 것을 나타낸다. 옛날 일본인들에게 많은 눈썹 모양이다.

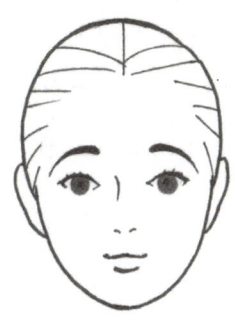

성격은 온순하고 배려심이 있는 타입이다. 다만 신장과 장이 약한 경향이 있으므로 열대성 과일이나 가지, 토마토 등 여름철 채소를 많이 먹지 않도록 주의한다.

◦ 미간이 이어진 모양 ◦

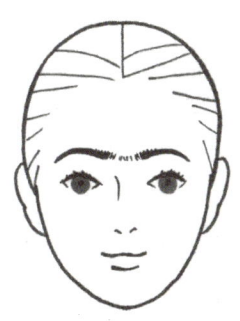

미간에까지 눈썹이 나 있는 경우는 엄마가 유제품을 비롯하여 지방분이 많은 음식을 좋아했다는 것을 나타낸다. 간장이나 췌장, 비장이 약한 경향이 있으므로 특히 지방분이 많은 음식을 많이 먹지 않도록 주의한다.

이런 사람들이 마셨으면 하는 것은 '무말랭이와 말린 표고버섯 차'(p. 193)이다.

얼굴은 매우 귀엽게 생겼는데, 눈썹이 이어져 있어서 인상이 강렬해 보이고 드센 사람으로 오해받는다는 학생이 있다. 그 학생의 식습관을 들어 보니 어릴 적부터 육류를 중심으로 한 식생활을 했으며, 그 어머니도 육류를 좋아하셨다. 나는 "육류를 줄이면 인상이 달라집니다."라고 충고했다. 식생활 개선을 약속하고 한 달 동안 실시한 결과, 이어졌던 미간이 사라졌다.

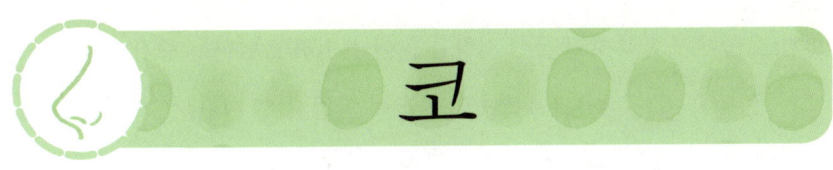

코

췌장, 기관지, 신경계, 순환기계를 나타낸다. 뇌와 관계가 있다

우선 코 전체를 살펴보자. 코의 중심에 선을 그었다고 상상해 본다. 당신의 코는 오른쪽으로 휘었는가? 왼쪽으로 휘었는가? 잘 모르겠다면 약간 위를 보고 콧구멍의 크기를 비교한다. 오른쪽이 큰가? 왼쪽이 큰가? 콧구멍이 작은 쪽으로 당신의 코는 휘어져 있다.

왼쪽으로 휘어져 있는 사람은 아버지의 체질을 물려받았고, 왼쪽의 장기들이 활발히 활동하고 있다는 것을 알려 준다. 오른쪽으로 휘어져 있는 사람은 어머니의 체질을 물려받았고, 오른쪽의 장기들이 활발히 활동하고 있다는 것을 나타낸다.

왼쪽으로 휘었다면 아버지 집안의 체질을, 오른쪽으로 휘었다면 어머니 집안의 체질을 알아두면 좋다.

여러 가지 코의 형태가 있지만, 최근 콧날이 눈에 띌 정도로 또렷하면서 딱딱해 보이는 학생들을 자주 본다. 이런 코는 치즈나 달걀, 닭고기, 초콜릿과 아이스크림, 버터를 듬뿍 넣어 구운 과자 등을 좋아하는 사람에게 많고, 젊은 여성들에게 많다.

또한 몸속에 분해되지 않은 '포화지방산'(육류나 유제품에 많이 포함되어 있다), 그중에서도 특히 동물성 지방을 많이 섭취하고 있다는 증거다. 지방이 장기, 특히 췌장 주위에 축적되어 활동이 어려워지기 때문에 단것을 끊을 수가 없고 오후가 되면 단것이 먹고 싶어진다.

실제로 이 코의 특징을 가진 학생들은 '단것을 끊을 수가 없다'는 고민을 갖고 있다. 그리고 케이크나 빵을 매우 좋아한다. 이런 사람들에게는 '달콤한 채소 수프'(p. 189)를 추천하고 싶다.

이러한 형태의 코를 가진 학생들에게 달콤한 채소 수프를 추천했더니, 대부분 3개월 정도 실천한 후 딱딱한 콧날이 없어지고 부드러운 얼굴로 바뀌었다.

코는 얼굴의 중심에 있어서 코의 느낌이 조금만 변해도 그 사람의 인상은 크게 달라진다. 시어머니로부터 '언제나 드센 며느리'로 불린다는 사람이 있었다. 그런데 '달콤한 채소 수프'를 계속해서 마셨더니 '부드러워졌다'는 말을 듣게 되었고, 시어머니와의 관계도 원만해졌다고 한다.

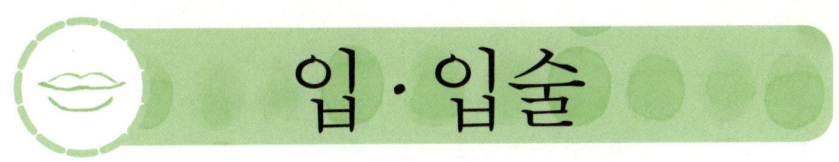

입·입술

현재의 몸 상태를 가장 잘 나타낸다. 특히 소화기계의 상태를 알려 준다

입은 소화기계, 위나 장의 상태를 알려 준다. 입의 크기는 코의 폭보다 작아야 이상적이다. 당신은 코의 폭보다 입이 크지 않은가?

만약 크다면 환경에 적응하는 힘이 남보다 약하고 대식가인 경향이 있다. 토마토, 가지, 감자 등 열대 지방이 원산인 채소나 과일, 설탕이 들어간 과자나 주스는 될 수 있으면 삼가야 몸에 스트레스를 줄일 수 있다. 미네랄이 부족한 탓이니 해조류를 자주 먹고, 때로는 흑미도 추천한다. 실제로 매일 얼굴을 체크하다 보면, 계속해서 많이 먹은 다음에는 입이 커져 있다. 참으로 신기한 일이다.

입술의 이상적인 형태는 마치 그림을 그린 듯 입술의 중앙이 산 모양처럼 또렷한 형태다. 이런 입술은 임신 중에 엄마가 균형 있는 식사를 했다는 증거다. 심장, 소장, 생식기의 활동이 잘 이루어지며, 성격적으로는 인내심이 강하고 자립심이 있는 타입이다.

입술의 형태가 뚜렷하지 않은 사람은 당분을 과잉 섭취하는 경향이 있으며 당뇨병 등에 주의해야 한다. 단것을 삼갈 것을 권한다.

좀 더 입술을 자세히 살펴보자.

윗입술은 위의 상태를 나타낸다. 아랫입술의 안쪽은 소장이며, 바깥쪽은 대장의 상태를 나타낸다. 입의 가장자리와 입아귀는 십이지장의 상태를 알려 준다.

입아귀에 구내염이나 입술에 포진이 생긴 경우는 과식을 했다는 것이며, 오른쪽은 담즙의 상태를, 왼쪽은 췌액의 상태를 나타낸다.

뾰루지가 오른쪽에 있는 경우는 딱딱한 것이나 구운 것을 많이 먹었는지, 왼쪽에 생긴 경우는 지방이 많거나 단것을 많이 먹었는지 체크해 본다. 부스럼 딱지가 생긴 경우는 단백질이 많은 식품을 과잉 섭취해서 소화 불량을 일으켰다는 증거다. 이럴 때는 양배추 잎을 붙여서 당분간 소식이나 단식을 하는 것이 좋다.

또 구내염이 생기면 먹기가 힘들어진다. 몸이 잠시 소식을 하라고 신호를 보내는 것임을 알아채야 한다.

그림7 **입이 나타내는 내장의 상태**

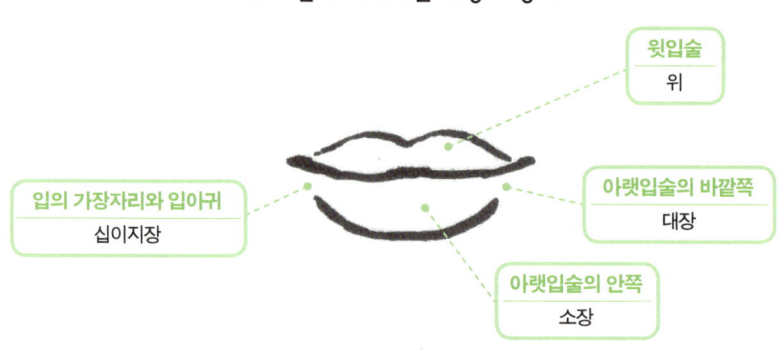

치아

치열은 여간해선 고치기 힘들다고 생각한다. 하지만 시간은 걸려도 음식을 바꾸면 조금씩 치아의 방향과 색깔이 바뀐다.

치열은 엄마 뱃속에서 받은 영향도 있지만, 그것보다도 치아가 성장할 때 먹은 음식과 큰 관계가 있다.

예를 들면 치아가 바깥을 향해 나 있는 뻐드렁니의 경우 '음성'에 해당하는 음식, 과일과 주스 등을 많이 먹었다는 것을 나타낸다. 반대로 안쪽으로 들어간 치열의 경우는 구운 빵이나 쌀 과자(딱딱하고 수분이 적은 바삭바삭한 과자류), 동물성 식품, 염분이 강한 요리 등 '양성' 음식을 과잉 섭취했음을 나타낸다. 치열이 고른 것은 식사의 음양 밸런스가 잘 이루어졌다는 것을 뜻한다. 치아와 치아 사이의 간격이 있는 경우는 음성의 퍼져 나가는 힘이 있는 음식을 많이 섭취했다는 증거다.

예전에 부정교합으로 고민하는 학생이 있었다. 그녀는 빵을 비롯해 구운 과자를 좋아했고 짠맛이 강한 쌀 과자도 매우 좋아했다. 그것들을 잠시 중단하고 2년 정도 '표준식'을 실시한 결과, 누가 봐도 확연히 알 수 있을 정도로 부정교합이 많이 호전되었다.

나도 토마토와 바나나를 좋아했던 시절엔 위쪽 앞니가 튀어나와 늘 입이 벌어진 느낌이었다. 지금은 자연스럽게 입을 다물 수 있다. 우리는 매일 조금씩 쌓아 가는 식습관으로 만들어지므로 균형 잡힌 식사를 해나가는 일은 매우 중요하다.

단 과자나 정백류 음식을 과다 섭취하면 충치가 생기기 쉽다. 놀라운 것은 충치가 생기는 위치와 내장의 활동이 밀접한 관계가 있다는 사실이다. 치아와 내장의 관계는 다음 그림에서 확인하길 바란다.

그림 8 충치가 생긴 위치와 내장의 관계

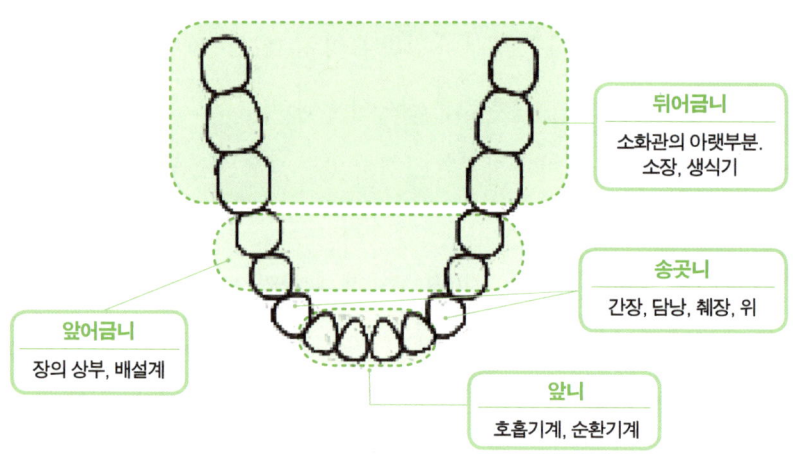

뒤어금니
소화관의 아랫부분.
소장, 생식기

송곳니
간장, 담낭, 췌장, 위

앞어금니
장의 상부, 배설계

앞니
호흡기계, 순환기계

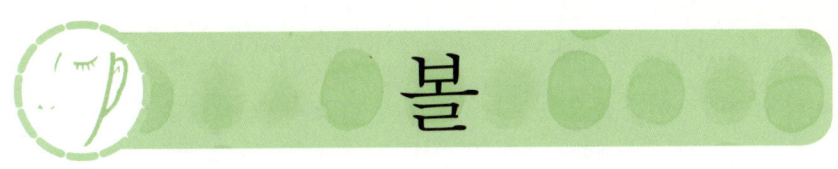

볼

호흡기계나 순환기계의 상태를 나타낸다. 특히 폐의 상태를 나타낸다

볼은 코를 중심으로 양쪽에 있다. 몸으로 말하면 심장을 중심으로 두 개의 폐가 있는 것과 비슷하다. 볼은 폐의 상태를 알려 주는 부위다.

볼의 색깔이나 뾰루지, 기미가 나온 형태를 관찰하면 무엇을 많이 먹었는지 알 수 있다. 볼의 상태와 당신의 불균형한 식생활은 밀접한 관계가 있다.

예전에 나는 덥지도 않은데 볼이 언제나 빨개서 볼에 블러셔를 하고 싶어도 할 수가 없었다. 게다가 엷은 피부 밑에 모세혈관이 비쳐서 파운데이션으로 커버하기 곤란한 상태였다.

마크로비오틱을 공부하면서 그것이 수분과 과일의 과잉 섭취가 원인이라는 것을 알게 되었다. '표준식'을 계속 실천했더니 엷은 피부가 좋아지고 볼의 붉은 기도 엷어져서 다양한 블러셔를 할 수 있게 되었다. 지금도 과일이나 향신료가 많이 들어간 식사를 하면 볼이 평소보다 붉어지는 것을 알 수 있다.

학생들에게 물어 보면, 여성 중에 붉은 얼굴과 붉은 볼로 고민하는 사람이 제법 많다. 붉은 볼을 만드는 원인은 여성이 즐겨 먹는 음식, 즉 과일이나 설탕이 들어간 음식, 허브 종류를 넣은 자극적인 음식 등을 많이 먹었기 때문이다.

볼의 색깔로 지금 당신의 식사 성향과 몸 상태를 체크해 보자.

붉은 볼로 고민하는 당신은 수분과 과일, 설탕이 들어간 음식 등 '음성'의 느슨한 힘을 가진 음식을 많이 섭취하고 있지 않은가? 심장이나 순환기계에 부담을 주고 있다는 신호다. 호흡이 빨라지지 않았는가? 그렇다면 '양성'의 조이는 힘을 가진 현미를 먹길 권한다.

볼이 다른 피부보다 희거나 은은한 분홍빛으로 느껴질 때는 우유를 비롯한 생크림, 요구르트 등의 유제품을 즐겨 먹지 않았는지 생각해 본다. 그 외에도 두부를 이용한 요리를 좋아하지 않는가?

희거나 분홍빛 볼은 폐나 대장에 지방과 점액이 축적되어 있음을 나타낸다. 유제품이나 단백질이 많이 포함되어 있는 식품을 줄이는 것이 좋다. 만약 볼이 창백하다면 전체적인 영양 밸런스가 나쁘다는 것을 나타낸다.

볼에 주근깨가 많이 나 있다면 설탕이 들어간 음식이나 과일 등을 많이 섭취하지 않는지 생각해 본다. 이것은 호흡기계와 순환기계에 부담이 있음을 나타낸다. 그런 사람은 '무말랭이 차'(p. 190)를 마시는 게 좋다.

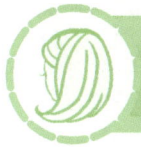

머리카락

몸·정신 상태와 관계가 있다. 머리카락 한 가닥이 과거와 현재의 음식 섭취 상태를 나타낸다

머리카락은 몸의 변화와 매우 관계가 깊다. 머리카락 한 가닥을 뽑아서 보면 그 두께와 색깔, 단단한 정도와 컬의 상태 등 변화를 발견할 수 있을 것이다. 두피에 가까운 부분이 현재의 상태를 알려 주며, 머리카락 끝부분이 과거의 상태를 알려 준다.

굵고 옅은 색깔의 머리카락은 단백질과 지방이 들어간 음식의 영향을 받고 있음을 나타낸다. 흰머리나 회색 머리카락은 동물성 음식이나 염분이 강한 식사, 장시간 익혀 조이는 힘을 가진 '양성'의 식사가 많음을 나타낸다. 갑자기 흰머리가 늘어난 경우는 영양 밸런스가 나쁘다는 증거다.

컬이 강한 곱슬머리는 기본적으로는 염분이 강한 음식이나 구운 음식, 동물성 음식 등 조이는 '양성'의 식사가 많은 경우에 나타나기 쉽다.

나의 경험상 머리카락의 변화는 의외로 바로 알 수 있다.

곱슬머리였던 학생들 중에서 '표준식'을 한 후 머리카락이 찰랑찰랑한 생머리가 된 것을 여러 번 봤다. 반대로 염분이 강한 음식을 많이 먹어 흰머리가 늘어난 사람도 있다.

기본적으로 머리카락이 곧게 자라나고 있다면 영양의 음양 밸런스가 좋다는 것을 의미한다. 극단적으로 머리카락의 질이 변했다고 생각된다면, 음식에 큰 변화가 없었는지를 체크해 본다. 머리카락이 자랄 때는 기본적으로 '음성'의 에너지가 강할 때이므로 봄에서 여름에 잘 자란다.

머리카락이 나 있는 위치도 내장과 관계가 있다. 예를 들어, 흰머리가 많이 나 있는 위치가 있다면, 그에 해당하는 장기의 활동이 정체되어 있음을 알려 준다.

그림 9 머리카락이 난 위치와 내장의 관계

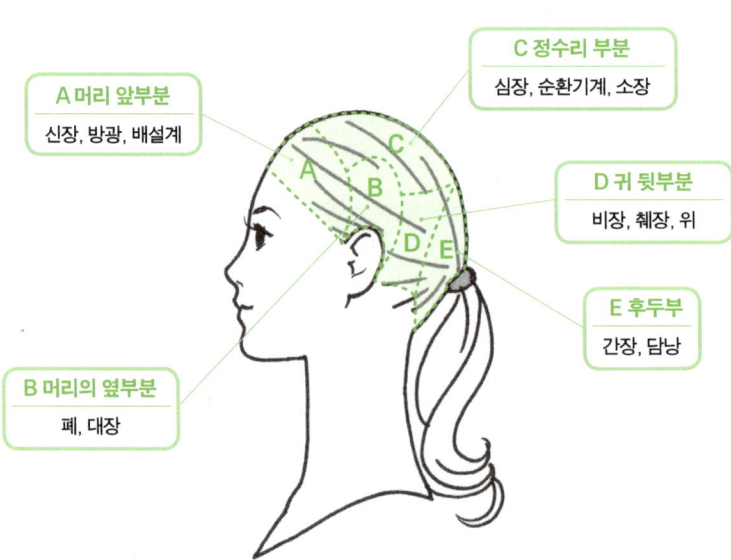

A 머리 앞부분
신장, 방광, 배설계

B 머리의 옆부분
폐, 대장

C 정수리 부분
심장, 순환기계, 소장

D 귀 뒷부분
비장, 췌장, 위

E 후두부
간장, 담낭

나도 장시간 조리한 음식이나 염분이 강한 식사를 계속 했을 때, 머리 앞부분에만 흰머리가 늘어난 적이 있다. 원래 신장의 활동이 약한 편인데 다 갑자기 염분이 강한 음식을 계속 먹은 결과, 신장과 방광에 부담을 주었다는 사실을 나중에 알았다.

　특정한 위치의 머리카락이 빠지는 경우나 두피에 뾰루지가 난 경우도 그에 해당하는 내장의 상태와 어떤 장기에 배설물이 쌓여 있음을 알려 주는 것이다.

손톱

과거 9개월 동안 섭취한 음식의 질을 나타낸다

얼굴 외에 몸의 다른 부위로도 몸 상태와 식사 상태를 알 수 있다.

손가락 끝의 모양은 엄마 뱃속에 있을 때의 영향을 크게 받는다. 손가락 끝의 모양은 둥근형이 이상적이고, 엄마의 영양 밸런스가 좋았음을 알려 준다. 손가락 끝의 모양이 사각인 사람은 엄마, 아빠가 채소보다 동물성 음식을 많이 섭취했음을 나타낸다.

가늘고 뾰족한 손가락을 가진 사람은 엄마가 생채소나 과일 등 느슨한 힘을 가진 '음성' 음식을 많이 먹었을 것이다. 또 당신 자신도 어릴 때 느슨한 힘을 가진 음식을 좋아해 자주 먹었음을 나타낸다.

손가락 끝에 비해 손톱은 엄마의 영향보다도 당신 자신이 섭취한 음식의 영향을 반영하고 있으며, 과거 식사 내용의 기록과 같다. 손톱을 보면 대체로 반년 전부터 9개월 전까지의 식사나 몸 상태, 그리고 마음 상태를 알 수 있다.

우선 손톱의 위치와 식사의 관계를 설명하겠다.

손톱의 시작부분, 살갗에 가까운 쪽이 최근 했던 식사의 결과이며, 대체로 1주일~2개월 전에 먹은 음식의 결과다. 중앙부분은 3~4개월 전, 손톱 끝부분은 6~9개월 전의 기록이 된다.

손톱의 색, 형태, 흰 반점, 부스러지는 정도도 식사의 내용과 관계가 있다. 예를 들면, 손톱 모양이 사각형인 경우는 조이는 '양성'의 힘을 가진 음식, 동물성이나 염분이 강한 음식 등을 많이 먹었다는 증거다. 가늘고 긴 손톱은 반대로 느슨한 힘을 가진 '음성'의 음식, 생채소, 과일 등을 많이 먹었다는 증거다. 이러한 손톱의 상태는 소화기계와 호흡기계가 약함을 나타낸다.

이상적인 손톱 모양은 직사각형이다. 이 경우는 강한 짠맛이나 동물성이 아니라 현미를 비롯한 곡물과 조리한 채소 등을 먹고 있다는 결과로, 몸과 마음의 균형이 잘 이루어져 있음을 나타낸다.

타원형 손톱이라면 느슨한 '음성'의 음식을 비교적 잘 먹는 편이며, 채소를 중심으로 먹고 동물성을 별로 먹지 않은 상태를 나타낸다. 육체적인 활동보다 정신적인 활동을 하는 타입이다.

손톱은 몸속에 있는 단백질과 미네랄, 그리고 지방의 상태를 나타낸다. 세로 주름이 많은 경우는 영양의 균형이 좋지 않다는 것을 나타낸다. 가로 주름이 있으며 손톱이 푹 파인 경우는 급격한 식사의 변화나 환경의 변화가 있었음을 나타낸다.

만약 당신의 손톱에 가로로 울퉁불퉁한 주름이 있다면, 그렇게 되었을 즈음에 어떠한 큰 변화가 없었는지 생각해 본다. 살갗에 가까운 부분이

그림 10 손톱의 위치가 나타내는 식사의 내용

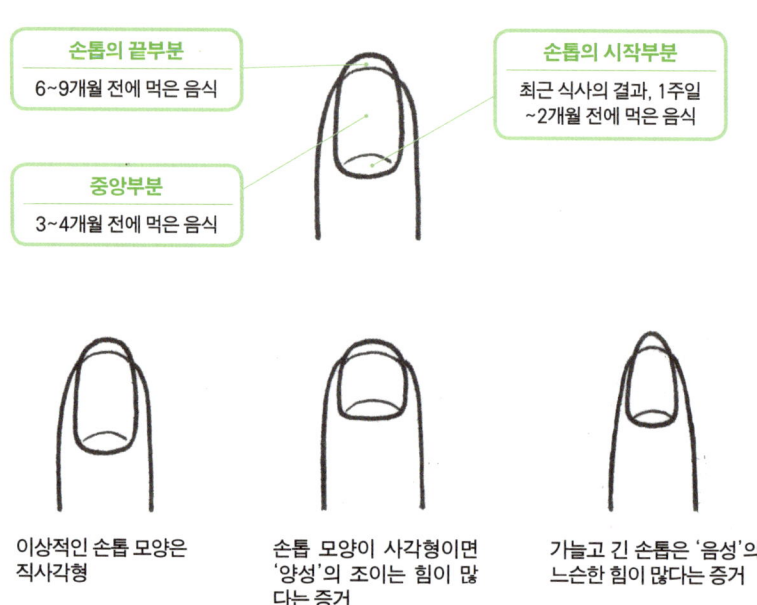

손톱의 끝부분
6~9개월 전에 먹은 음식

손톱의 시작부분
최근 식사의 결과, 1주일
~2개월 전에 먹은 음식

중앙부분
3~4개월 전에 먹은 음식

이상적인 손톱 모양은
직사각형

손톱 모양이 사각형이면
'양성'의 조이는 힘이 많
다는 증거

가늘고 긴 손톱은 '음성'의
느슨한 힘이 많다는 증거

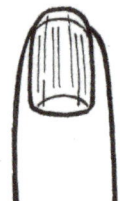

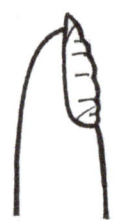

세로 주름이 많은 것은 단
백질, 미네랄, 지방의 밸
런스가 나쁘다는 증거

가로 주름이 있고 손톱이 파
인 상태는 식사나 환경의 급
격한 변화가 있었다는 증
거. 울퉁불퉁한 부분은 그
시기에 어떠한 변화가 없었
는지 생각해 본다.

라면 최근이고, 손톱 끝부분이라면 과거 반년에서 9개월 이내의 일이다. 이렇듯 손톱의 변화를 보기만 해도 식사의 상태를 알 수 있는 것이다.

지금까지 설명했듯 얼굴의 여러 부분, 머리카락이나 손톱 등 (그 외에도 손금이나 목소리의 변화, 체모나 발의 모양 등) 모든 것이 당신의 몸 상태와 먹은 음식을 알려 주는 신호가 된다.

당신이 먹은 음식의 결과가 몸, 마음, 사는 방법에까지 그대로 반영되어 있는 것이다. 그러므로 음식을 바꾸는 것이 당신의 다양한 고민 해결에 관계가 있음을 알 수 있을 것이다.

다음 장에서는 당신의 고민을 해결해 줄 예쁜 얼굴 만드는 법을 소개하겠다.

당신의 고민별,
마크로비오틱
예쁜 얼굴 만드는 법

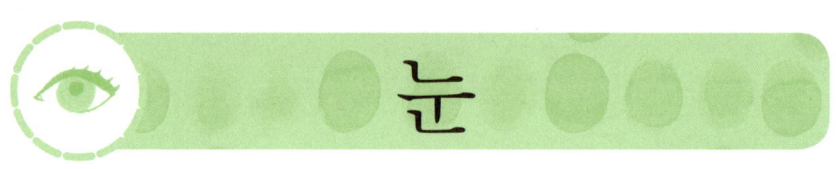

눈

눈매가 좋아지고 예쁜 눈을 만든다

| 눈의 모양과 위치, 눈 상태 파악 |

◌ 쌍꺼풀이 없는 눈 ◌

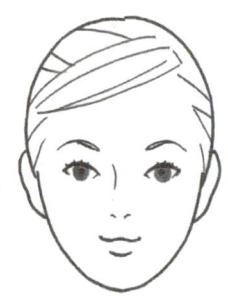

쌍꺼풀이 없는 눈은 '양성' 체질임을 나타내며, 조이는 '양성'의 음식을 많이 섭취했다는 증거다. 작은 눈도 역시 동물성이나 염분이 많은 음식, 조리 시간이 길고 잘 익힌 곡물이나 채소를 많이 섭취했음을 나타낸다.

옛날 일본 사람들은 옆으로 트이고 긴 쌍꺼풀 없는 눈이나 작은 눈이 많았는데, 생채소를 먹는 습관이 별로 없고 조리거나 쪄서 익힌 요리나 구운 생선 등을 많이 먹었을 것이다. 지금처럼 느슨한 힘을 가진 설탕도 없고, 크림이 듬뿍 들어간 과자도 없었을 테니까.

만약 당신이 쌍꺼풀 있는 눈을 원한다면 염분을 줄이고 '양성' 음식을 줄여 보자. 그러면 눈의 인상이 바뀔 것이다.

◦ 쌍꺼풀이 있는 눈 ◦

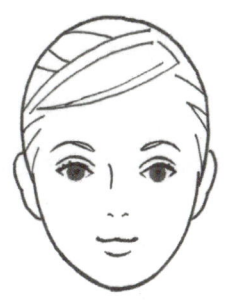 쌍꺼풀이 있는 눈은 지방과 수분 등 느슨한 힘의 '음성' 음식을 많이 섭취했음을 나타낸다. 최근 젊은 엄마들은 유제품이나 주스류, 설탕을 비교적 많이 섭취해 온 세대라서 그 자녀들도 쌍꺼풀이 또렷한 눈이 많을지도 모른다.

쌍꺼풀이 있는 사람이라도 가끔 쌍꺼풀이 풀리기도 하고, 또 그와 반대의 경우도 있다.

수분을 많이 섭취했거나 지방이 많은 음식, 아이스크림이나 초콜릿을 많이 먹은 다음 날, 눈꺼풀이 두 겹, 세 겹이 된 경험이 없는가? 쌍꺼풀이 균형 있게 잘 져 있다면 좋겠지만, 눈꺼풀이 풀어진 것처럼 부어 빨갛게 보이는 경우가 있다. 이때는 과일이나 설탕이 들어간 음식을 과잉 섭취했다는 신호이므로 주의해야 한다.

아침에 일어나 눈꺼풀이 부었다고 느껴진다면 그날은 될 수 있으면 '양성'의 조이는 힘을 가진 음식을 섭취하길 권한다. 만약 눈꺼풀이 빨갛게 부었다면 잠시 동안 양배추 잎을 눈꺼풀에 붙여두는 것도 좋다.

갑자기 쌍꺼풀이 풀려 한 겹이 된 경우는 아침 식사 때 염분을 배설시키는 작용과 느슨한 힘을 가진 사과 주스를 마시는 게 좋다.

◌ 몰려 있는 눈 ◌

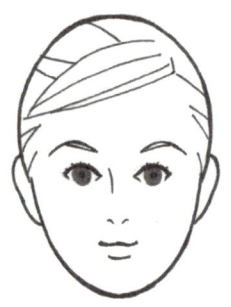

학생들의 자녀 가운데 코를 중심으로 눈의 위치가 몰려 있는 아이들을 종종 본다. 그 아이들의 엄마에게 '염분을 조금 줄여 보면 좋겠다'고 권했다. 나중에 아이들을 보면 눈의 위치가 균형 잡혀 있고 눈동자의 위치가 중앙이 되고 표정도 부드러워진 것을 볼 수 있었다.

눈의 위치는 태어날 때부터 바뀌지 않는다고 생각하지만, 아이들의 경우는 금세 바뀐다. 어른의 경우는 시간은 걸리지만, 그래도 음식에 의해 눈의 인상은 바뀔 수 있다.

눈의 위치가 몰려 있는 경우는 조이는 '양성' 체질임을 나타낸다. 심하게 눈이 몰려 있는 사람은 몸 중앙 가까운 곳에 위치한 간장이나 췌장, 신장 등에 영향을 받기 쉬운 타입이다. 몸 상태가 좋지 않을 때는 육류나 생선, 달걀 등 동물성 음식, '양성' 음식을 과잉 섭취하지 않도록 주의한다.

또 집중을 요하는 세심한 작업은 '양성'의 일이다. 그러한 일을 장시간 했을 때도 얼굴의 중심에 눈이 몰리는 인상이 되기 쉽다. 이때는 미지근한 물에 몸을 충분히 담가 긴장을 풀고 균형을 되돌리도록 한다.

◎ 눈 사이가 멀다 ◎

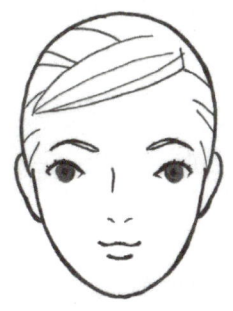

반대로 눈과 눈이 떨어져 있는 사람은 느슨한 '음성'의 힘을 가진 음식을 많이 섭취하는 타입이다. 간장이나 췌장, 신장 등의 균형이 깨지기 쉽다는 것을 나타낸다.

엄마 뱃속에 있는 태아의 눈은 처음에는 물고기처럼 얼굴의 양끝에 붙어 있다. 얼굴은 뱃속에서 조이는 힘의 영향을 받아 형성되므로 눈이 형성되는 시기에 엄마가 느슨한 '음성' 음식을 많이 먹으면 눈 사이가 먼 얼굴이 되기 쉽다.

떨어져 있는 눈은 원기가 부족한 상태이며 슬픈 일을 불러들이는 인상이라고도 한다. 현미를 중심으로 한 '표준식'을 열심히 먹으면 눈의 위치뿐만 아니라 얼굴 전체가 조여져 건강한 얼굴형으로 변화한다. 설탕이 들어간 음식이나 열대성 과일, 가지나 토마토 등 여름채소를 가능한 한 삼가도록 한다.

◎ 속눈썹이 길다, 짧다 ◎

요즘은 마스카라 덕분에 속눈썹의 길이를 조절하는 것은 쉬운 일이 되었

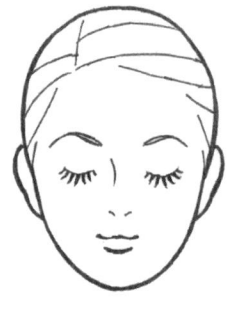

다. 나 역시 마스카라는 외출할 때의 필수품이다. 또렷한 눈과 긴 속눈썹은 여성다움의 상징이라고도 할 수 있다.

'음양'의 관계로 보면 눈이 또렷하고 속눈썹이 긴 것은 '음성'의 느슨한 힘, 즉 여성성의 에너지가 강함을 나타낸다.

그래서 나는 일의 내용에 따라 마스카라의 양을 조절하기도 한다. 여성스러움이 필요하고 화려한 분위기를 내고 싶을 때는 속눈썹이 길어 보이도록 마스카라를 한다. 차분히 강의를 듣게 하고 싶을 때나 영양 계산 등을 중심으로 한 회의를 할 때는 마스카라를 삼간다. 마스카라에 따라 눈의 인상을 컨트롤함으로써 일이 순조롭게 진행되기도 한다.

마스카라처럼 음식으로도 속눈썹의 인상을 바꿀 수 있다.

속눈썹이 긴 사람은 '음성'의 느슨한 에너지가 강하며 미래에 대한 상상을 잘하므로 언제나 꿈을 안고 있는 성격일 것이다. 만화에서도 꿈을 가진 여자를 상징할 때 긴 속눈썹에 눈동자를 반짝거리게 할 것이다.

반대로 속눈썹이 짧은 경우는 조이는 '양성'의 음식을 많이 섭취했음을 나타낸다. 빵이나 염분이 강한 음식, 육류 등 동물성 식품, 조림이나 찜 요리 등 조리 시간이 긴 식사를 많이 하지 않는가?

안쪽을 향해 컬이 있거나 '안쪽으로 말리는 속눈썹'을 가진 사람은 달걀이나 명란젓 등 염분이 강한 음식, 조이는 힘이 강한 음식을 많이 섭취하는 경향이 있다.

나는 초등학교 때 안쪽으로 말리는 속눈썹이었다. 의사선생님은 그때 "어른이 되면 대부분의 사람들은 괜찮아집니다."라고 했다. 분명 아이는 양성의 힘을 갖고 태어난다. 성인이 되어 감에 따라 음성의 에너지가 강해지므로 안쪽으로 말리는 속눈썹은 고쳐진다는 것이다. 음양의 구조를 생각해 보며 공감했던 경험이 있다. 나 역시 어른이 되자 안쪽으로 말리는 속눈썹은 자연스럽게 고쳐졌다.

나와는 반대로 달걀이나 염분이 강한 음식, 빵 등을 많이 먹어 어른이 되고 나서 말리는 속눈썹이 된 사람들도 있다.

'속눈썹이 길었으면 좋겠다'고 느끼는 사람은 될 수 있으면 빵이나 달걀, 염분이 강한 '양성' 음식을 삼가고, 푸른 채소 등 위로 퍼져 나가는 채소를 먹어 보자.

◦ 눈 밑의 처짐 ◦

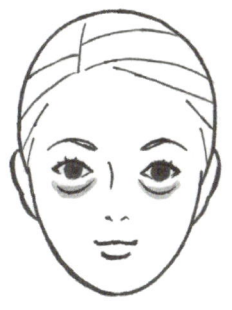

눈 밑이 처지면 늙어 보이거나 피로한 인상을 준다. 이러한 눈 밑의 처짐을 '아이백(eye bag)'이라고 부른다. 눈 바로 밑에 주머니가 있어서 부은 것 같은 느낌이다. 아이백은 내장으로 말하면 신장이나 방광의 상태를 알려 준다.

아이백은 두 가지 타입으로 나눌 수 있다.

하나는 신장에 수분이 고여 있어 생기는 타입으로 아침에 일어났을 때 갑자기 생기기도 한다. 또 하나는 신장에 점액이 고여 있어 생기는 타입으로, 이것은 만성적인 처짐인 경우가 많다.

수분 때문에 생기는 처짐은 만지면 부드럽고 움직이는 느낌이 있다. 점액의 경우는 만지면 딱딱하고 뭉쳐 있는 느낌이다.

아침에 일어났을 때 갑자기 눈 밑이 처져 있다면, 기본적으로는 수분을 많이 섭취했다는 증거다. 최근에 술을 과하게 마시진 않았는지, 과일을 많이 먹지 않았는지 생각해 본다. 이때는 메밀이나 팥을 먹는다. 현미에 팥을 조금 넣어 지은 팥밥이나 팥이 들어간 죽이 특히 좋다. '팥 콤포트'(p. 194)를 먹어 보자.

만져 보고 딱딱하다면 점액인 경우가 대부분이다. 다소 시간이 필요하지만 매일의 식사를 '표준식'으로 바꿔 보자. 특히 피했으면 하는 음식은 유제품을 포함한 지방이 많은 음식이다. 잠시 초콜릿이나 아이스크림, 케이크류를 삼가길 권한다. 이런 사람에겐 '무말랭이 차'(p. 190)를 추천한다.

◦ 눈 밑의 다크서클 ◦

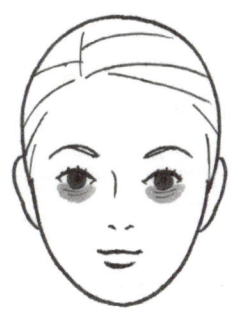

눈 밑의 거무스름한 다크서클도 처짐처럼 신장이 약해진 상태를 나타낸다. 다크서클은 신장에 염분, 미네랄, 단백질이 분해되지 않고 정체해 있음을 알려 준다. 염분이 강한 음식이나 육류와 생선, 구운 음식을 많이 먹지 않았는가?

나도 예전에는 눈 밑이 거무스름하고 커다란 기미처럼 보였으며 판다 곰 같은 느낌이었다. 염분이 강한 음식이나 빵을 삼가자 다크서클이 사라졌다. 나는 신장이 튼튼하지 않아 지금도 빵과 생선 등을 많이 먹으면 눈 밑이 검게 변하곤 한다. 이것은 몸이 눈 밑의 색깔을 통해 주의하라는 신호를 보내는 것이다. 그런 현상이 나타나면 곧바로 염분을 줄이고 생선이나 콩 등 단백질 섭취를 삼가고 있다.

좀처럼 다크서클이 사라지지 않는 사람은 무를 이용한 음식을 많이 먹도록 한다. 추천하고 싶은 음식은 '무 조림'(p. 195)이다.

| 눈 주위의 피부색 |

눈의 형태와 크기, 속눈썹의 길이 등은 개인적인 차이나 취향의 문제지만,

마크로비오틱 미인의 정의는 무엇보다 밸런스가 좋고 건강한 상태이다. 그렇다면 매력적인 눈은 어떤 눈일까? 나는 밝고 빛나는 인상으로 보이는 것이 포인트라고 생각한다.

눈 전체를 밝게 보이려면 눈 주위의 피부색이 매우 중요하다. 눈 주위의 색은 그날그날의 몸 상태와 마음 상태를 알려 준다. 매일의 식사나 생활 습관으로 언제든지 누구라도 변화시킬 수 있다.

마크로비오틱의 이상적인 식사를 계속 실천하면 눈 주위의 색이 밝아지고 맑은 인상으로 바뀐다. 그러면 하이라이트의 사용량도 확실히 줄일 수 있고, 피부에 주는 부담도 줄어들어 점점 매력적인 눈이 될 것이다.

◦ 눈 주위의 피부가 검다 ◦

전체적으로 얼굴을 보고 눈 주위의 색이 어둡다고 생각된다면 염분이 강한 음식, 특히 빵이나 쌀 과자 등 구운 음식, 말린 과일이나 건조시킨 음식을 많이 먹고 있지 않은가?

눈 주위의 색이 어두운 것은 조이는 '양성' 음식을 많이 먹었다는 증거다. 신장이 딱딱해져 있거나 호르몬의 밸런스가 깨지기 쉬운 상태이거나 난소의 활동이 정체되어 있는 경우도 많으므로 주의해야 한다.

그런 사람은 될 수 있으면 구운 음식이나 염분이 강한 음식을 삼간다.

무를 이용한 요리, 특히 '무 조림'(p. 195)을 추천한다.

◌ 눈 주위의 피부가 불그스름하다 ◌

모세혈관이 확장되어 눈 주위가 붉고 아이새도가 잘 발라지지 않는다면
수분이 많은 음식, 과일, 주스 등을 자주 먹고 있지 않은가? 이것은 심장의
활동이 너무 활발하여 흥분하거나, 또는 일을 너무 많이 했음을 알려 주는
신호일지 모른다. 업무 방법 등을 개선할 기회다. 또한 생리불순이 되기 쉬
움을 알려 주는 것이기도 하다.

　이 경우 느슨한 힘의 '음성' 음식을 자주 먹는 경우가 많다. 열대성 과
일, 망고나 파파야, 바나나, 주스, 향신료가 들어간 음식은 삼가고, 조이는
힘의 '양성' 음식을 섭취하길 추천한다. 눈 주위가 붉은 사람에게 좋은 음
식은 우엉을 이용한 요리다. 특히 '우엉 된장 무침'(p. 200)을 추천한다. 하
지만 우엉만 너무 많이 먹으면 눈 주위가 검게 되므로 적당히 섭취한다.

◌ 눈 주위의 피부가 보라색을 띤다 ◌

눈을 어딘가에 부딪친 것도 아닌데 내출혈이 있는 것처럼 보라색을 띤다

면, 붉은 상태보다도 훨씬 느슨한 힘이 강한 상태임을 나타낸다. '음성' 음식 중에서도 첨가물이나 약 등 화학적 물질, 백설탕 등을 과다 섭취했다는 신호다.

보기에도 건강해 보이지 않지만, 실제로도 신경계나 순환기계가 상당히 약해져 있음을 알려 준다. 눈 주위가 보라색을 띠는 사람은 손발이 항상 차갑다고 느끼지 않는가?

이런 사람은 약을 자주 복용하고 있지 않은지 생각해 보자. 약은 몸의 기능을 돕는 데 매우 중요한 역할을 하지만, 늘 복용하며 약에 의존하기보다는 먹는 음식의 내용을 변화시키고 자연치유력을 높이도록 노력해야 한다. 나도 예전에는 약이 없으면 몸 어딘가가 좋지 않았고, 진통제를 챙기지 않고는 외출한 적이 없었다. 하지만 마크로비오틱 '표준식'을 시작한 서른세 살 때부터 지금까지 약을 먹은 적이 한 번도 없다.

약을 자주 복용하는 사람에게 꼭 권하고 싶은 것은 민들레 뿌리로 끓인 차다. 옛날 일본 할머니들은 봄이 끝나갈 무렵이면 민들레 뿌리를 넣어 달인 차를 마셨다. 그 차는 몸속에 들어 있는 이물질을 분해하여 배설시켜 준다. 특히 간장에 쌓인 첨가물 등 화학적 물질을 분해하여 배설시키는 효능이 있다.

눈 주위가 보라색인 사람에게 추천하고 싶은 것은 '민들레 커피'(p. 190)다. 꼭 마셔 보기 바란다.

◎ 눈 주위의 피부가 노르스름하다 ◎

전체 피부색도 그렇지만, 눈 주위가 노르스름하다면 간장과 담낭의 상태가 과식으로 약해져 있다는 신호다. 특히 치즈를 비롯한 유제품의 과잉 섭취를 나타낸다. 만약 유제품을 너무 많이 먹었다고 생각되면, '무말랭이 차'(p. 190)를 시도해 보기 바란다.

◎ 눈 주위의 피부가 칙칙하다 ◎

눈 주위가 잿빛의 칙칙한 느낌이라면 신장과 폐의 활동이 정체되어 있음을 알려 준다. 원인이 되는 음식은 조이는 힘이 강한 '양성' 음식이지만, 그 중에서도 지방이 많은 육류나 생선 등을 과다 섭취했다는 신호다. 가능한 한 동물성 식품을 줄이길 권한다.

　　꼭 추천하고 싶은 것은 푸른 채소를 이용한 음식이다. 특히 청즙(靑汁: 푸른 채소를 갈아서 만든 즙)을 먹으면 몸속에 산소를 많이 공급할 수 있고, 혈액을 맑게 하여 칙칙함을 없앨 수 있다.

표 5 고민해결! 간단한 '홈 메이드 레메디'

레메디란 '치료약'이나 '개선법'이라는 의미다. 간단히 만들 수 있고 안 좋은 몸 상태를 개선하기 위한 레시피 '홈 메이드 레메디'를 소개한다.

아침에 일어나 눈이 평소보다 작다고 느껴질 때

염분을 많이 섭취했다면	➡	귤 주스
육류를 많이 섭취했다면	➡	말린 표고버섯 차 (p. 191)
구운 음식(빵과 피자, 쌀 과자)을 많이 섭취했다면	➡	율무조청을 넣은 갈탕 (p. 191)
전부 많이 먹었다면	➡	달콤한 채소 수프 (p. 189)

아침에 일어나 눈꺼풀이 평소보다 부어 있다고 느껴질 때

술을 과음했다면	➡	매실과 간장으로 만든 엽차 (p. 192)
설탕이 들어간 음식을 많이 섭취했다면	➡	민들레 커피 (p. 190)
아이스크림이나 초콜릿을 많이 섭취했다면	➡	무말랭이 차 (p. 190)
전부 많이 먹었다면	➡	된장국 (p. 197, 미역과 무를 넣은 된장국)

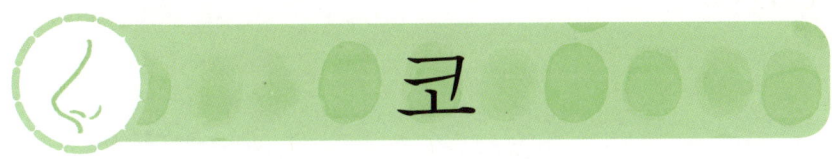

코

콧날을 오똑하게, 얼굴 전체를 균형 있게 만든다

◦ 코가 낮다 ◦

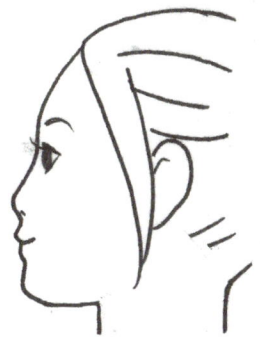

일본 사람들 중에는 코가 낮아 콤플렉스를 가진 사람이 많다. 나도 그중의 한 사람으로 옛날에는 코가 콤플렉스였다. 안경을 쓰면 코가 낮아 흘러내릴 정도였으니까.

내 코가 낮은 원인은 토마토, 가지, 바나나 등 열대성 식품을 많이 먹고, 염분이 강한 빵을 비롯해 구운 음식을 매우 좋아해서 신장에 상당한 부담을 주었기 때문이다. 그것이 원인이 되어 얼굴 전체가 부어 있고, 코와 다른 부분과의 경계가 없었다. 지금은 그러한 음식을 줄이고 '표준식'을 실천해서 부기도 사라지고 얼굴에 윤곽이 생겨 코도 예전보다 높아 보인다.

코를 높게 하고 윤곽을 살리고 싶다면 조이는 힘의 '양성' 에너지를 많이 섭취하길 권한다. 이상적인 '양성'의 힘을 가진 음식으로 가장 추천하고 싶은 것은 현미다. 가능하면 백미를 현미로 바꿔 보자.

◦ 주먹코 ◦

나에겐 코에 대한 콤플렉스가 하나 더 있는데, 코끝이 불룩한 것이다. 코끝은 심장의 상태와 관계가 있다. 나의 경우는 느슨한 힘의 '음성' 음식을 많이 섭취하여 그것이 코에도 나타났던 것 같다. 그 당시 아주 좋아했던 음식이 매운 카레와 에스닉 요리(스파

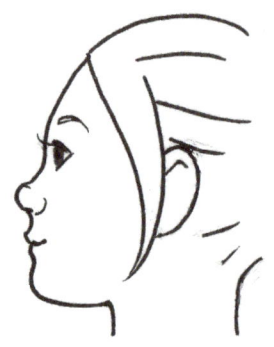

이시 요리)였으니, 지금 생각하면 당연한 결과가 얼굴에 나타난 것이다. 카레나 자극적인 음식을 줄여 나가자 부풀었던 코끝도 가라앉고 조여진 인상이 되었다.

지금도 흥분하면 코가 불룩해지는데, "그것 봐, 코가 불룩해졌잖아. 그렇게 흥분하지 말라구." 하고 남편이 얘기해 주면 서둘러 '달콤한 채소 수프'(p. 189)를 먹곤 한다.

코끝이 불룩한 주먹코인 사람은 향신료, 설탕이 들어간 과자류와 과일, 열대 지방이 원산인 가지, 토마토, 감자 등을 많이 먹지 않는가? 체질적으로는 느슨한 힘의 '음성'이 강하다고 할 수 있다. 가능한 한 느슨한 힘의 '음성' 음식을 줄이고 조이는 힘의 '양성' 음식을 먹어 보자. 현미를 중심으로 균형 있게 먹기를 추천한다.

☼ 코끝이 빨갛다 ☼

코끝이 빨간 것은 모세혈관이 확장되었음을 나타낸다. 코끝은 심장의 활동 상태를 알려 준다. 코끝이 빨간 경우는 심장에 부담을 줄 만큼 너무 활동을 많이 해서 늘 두근거리는 상태다.

코끝이 빨갛고 언제나 땀방울이 맺혀 고민하는 사람이라면, 술을 자주 마시지 않는가? 향신료가 들어간 에스닉 요리를 좋아하지 않는가? 나도 카레를 먹거나 술을 마신 다음 거울에 비친 얼굴을 보면 코끝이 빨개져 있다. 그때 심장은 물론 두근거리고 있다.

되도록 '음성'의 느슨한 힘을 가진 음식을 줄이고, 적당히 조이는 힘을 가진 '양성' 음식을 섭취하도록 한다. 역시 현미를 중심으로 한 식사나 메밀과 팥을 이용한 식사를 해보자. 현미를 먹을 때 1/2작은술 정도의 '깨소금'(p. 196)을 뿌려 먹기를 권한다. 나도 심장이 두근거릴 때는 깨소금을 약간 먹고 안정을 취한다. 자신이 심장의 두근거림을 의식하지 못하더라도 코끝이 심장의 상태를 알려 준다는 사실을 명심하고, 술의 양을 조절하여 마시도록 하자.

◎ 매력적인 코를 만든다 ◎

눈과 마찬가지로 높은 코, 딱딱한 코, 긴 코 등 다양한 모양의 코가 있지만, 얼굴 전체의 균형을 생각했을 때 위화감이 없다면 굳이 콤플렉스를 가질 필요는 없다.

마크로비오틱 미인의 이상적인 코라도 중요한 것은 역시 균형이다. 얼굴 전체와 잘 조화되어 적당한 길이와 높이, 둥근 정도를 가진 형태가 이상적이다. 코 모양 전체에 음식의 경향이 나타나므로 코 모양별로 음식의 경향을 적어두겠다.

당신이 만약 코에 콤플렉스를 가지고 있다면 원인이 되는 음식을 줄이고 '표준식'을 해보자.

그림 11 코의 모양과 음식의 경향

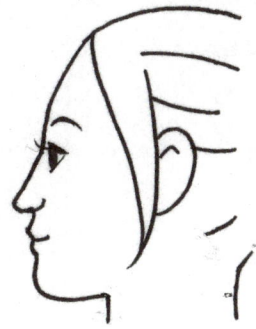

처진 코는 과일과 샐러드를 많이 먹어 몸이 '음성' 체질

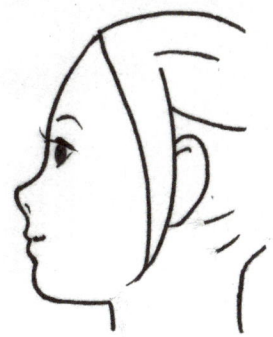

위를 향한 코는 생선이나 육류 등 동물성 식품을 많이 먹어 몸이 '양성' 체질

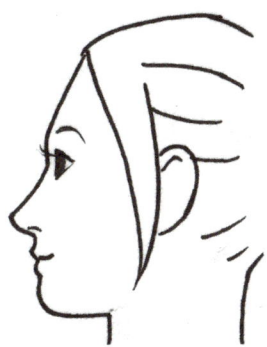

뾰족한 코는 과일을 과잉 섭취. 심장이 약하다는 증거

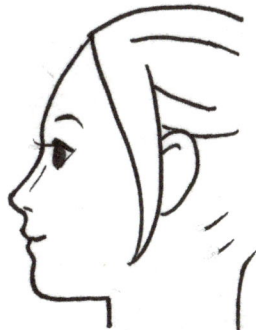

코끝이 딱딱한 코는 동물성 단백질을 과잉 섭취. 심장에 콜레스테롤이 쌓여 있다는 신호

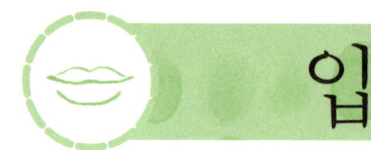

입·입술

통통하고 윤기 있는 입술, 우아한 핑크빛 입가를 만든다

ㅣ입술의 모양ㅣ

◎ 도톰한 윗입술 ◎

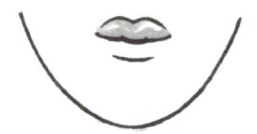

만약 윗입술이 부었다고 느낀다면 위에 트러블이 있음을 나타낸다.

윗입술이 부어 신경 쓰이는 사람은 튀긴 음식을 자주 먹지 않는가? 반찬 코너에서 튀김을 사거나 튀긴 반찬이 들어간 도시락을 좋아하지 않는가? 질이 좋지 않은 기름을 섭취했을 때 윗입술이 붓는다. 소화불량인 경우도 그렇다.

이런 사람에겐 '양배추 차'(p. 192)를 마시길 권한다. 스낵 과자나 패스트푸드의 포테이토 후라이를 좋아하는 사람에게는 '매실과 간장으로 만든 엽차'(p. 192)를 추천한다.

◉ 도톰한 아랫입술 ◉

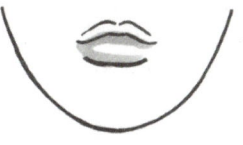

아랫입술이 부었다면 장에 트러블이 있음을
나타낸다. 아랫입술이 부어 신경 쓰이는 사람
은 구운 고기와 빵을 매우 좋아하지 않는가? 미용
과 건강을 위한다며 요구르트를 매일 먹지 않는가? 이러한 음식이 아랫입
술을 부풀게 하는 원인이 되는 경우가 있다. 변비, 설사, 방귀가 자주 나오
는 트러블이 있을 때는 아랫입술이 도톰한 느낌일 때가 많다.

아랫입술이 신경 쓰이는 사람에게는 칡을 이용한 요리, 자연 발효시
킨 양질의 된장을 넣어 끓인 된장국을 추천한다. 매실 장아찌를 넣은 '매실
과 간장으로 만든 갈탕'(p. 193)은 맛있는 약으로 마셔 보기 바란다.

◉ 세로 주름과 건조함 ◉

겨울엔 입술이 건조하여 립크림 없이는 안 되
는 사람은 매일 아침 빵을 먹고 있지 않은가?
간식으로 빵과 쌀 과자를 많이 먹지 않는가?
구운 고기 등 기름기가 많은 음식을 좋아하지 않는
가? 입술이 바싹 말라 있는 것은 빵과 쌀 과자 등을 많이 먹거나 지방을 과

잉 섭취하여 장의 활동이 정체되어 있음을 알려 준다.

입술이 말라 있다면 되도록 빵을 삼가고 칡을 넣어 끓인 차를 마시길 권한다. 특히 빵을 좋아하는 사람은 '율무조청을 넣은 갈탕'(p. 191)을 꼭 먹어 보자.

입술에 세로 주름이 있다면 호르몬의 밸런스가 나쁘다는 증거다. 또 생리불순이나 섹스리스(sexless)가 되기 쉬우므로 조심해야 한다. 이때는 '달콤한 채소 수프'(p. 189)를 권한다.

| 입술의 색 |

입술의 색은 혈액의 질과 순환 상태를 나타낸다. 이상적인 몸 상태는 입술 색이 연한 핑크빛이고 부드러운 인상을 준다. 핑크빛이 혈액의 질과 소화 기계의 내장이 좋은 상태임을 알려 주는 것이다.

◎ 입술색이 검은 편이다 ◎

혈액 속에 지방과 염분이 쌓여 있음을 나타낸다. 염분이 강한 음식이나 육류를 사용한 요리를 자주 먹지 않는가? 외식이 많지 않은가?

외식의 횟수를 줄이고 몸에 부담을 주지 않는 부드러운 음식을 섭취하는 횟수를 늘린다. 기본적으로는 '표준식'을 추천하지만, 특히 혈액 속의 노폐물을 배설시키는 미역을 이용한 요리를 추천한다. 미역을 넣어 국물 맛을 낸 '미역과 무를 넣은 된장국'(p. 197)을 먹어 보자.

◎ 입술색이 검붉은 편이다 ◎

검기만 하지 않고 검붉은 경우는 염분과 포화지방산이 많거나 단백질이 많은 음식을 과잉 섭취한 경우다. 검붉은 색은 여러 가지 내장의 활동이 정체되어 있음을 나타내므로 반드시 평소의 식생활을 개선해 보기 바란다.

가능한 한 육류가 들어간 식사나 외식을 삼간다. 무말랭이나 말린 표고버섯, 무도 추천하는 식재다. 두부와 무를 갈아서 만든 '간 무와 두부로 만든 수프'(p. 198)를 추천한다.

◎ 입술색이 너무 붉다 ◎

입술이 너무 붉어서 립스틱을 바르지 못하는 고민은 없는가?

나는 이런 타입에 속하는데, 입술이 너무 붉어서 핑크색 립스틱을 발라 본 적이 없다. 고교 시절에는 붉은 입술 때문에 립스틱을 발랐다는 의심을 받고 선생님께 불려간 경험이 있을 정도다.

너무 붉은 입술은 '음성'의 느슨한 힘의 영향으로 혈관이 확장되어 있음을 알려 준다. 몸속에 염증이 생겼거나 열이 나는 경우에도 입술이 붉어진다.

입술이 너무 붉어 고민하는 사람은 자극적인 음식을 먹거나 커피를 자주 마시지 않는가? 열대성 과일을 자주 먹지 않는가? 생채소로 만든 샐러드를 자주 먹지 않는가?

그런 음식을 삼가고 적당히 조이는 '양성' 힘을 자진 음식을 의식적으로 먹도록 한다.

◦ 입술색이 흰 편이다 ◦

몸 상태가 나빠지면 입술색이 하얘진다. 이것은 혈관이 수축하여 혈액 순환이 나빠진 상태이다. 또 헤모글로빈 결핍에 의한 빈혈 상태를 나타낸다.

설탕이나 정백한 음식을 많이 먹지 않는가? 가능한 한 정백한 음식을 의식적으로 삼가도록 한다. 빈혈이 있는 사람에게는 흑미와 현미를 섞은 밥을 먹기를 권한다.

심하지는 않고 약간 입술이 흰 경우는 유제품을 너무 많이 먹고 있다는 신호다. 알레르기나 피부 트러블이 있다는 것이기도 하다. 될 수 있으면 유제품을 삼가길 권한다.

마음에 드는 색의 립스틱이 있어도 입술이 건조하거나 칙칙하면 잘 발라지지 않고 발색도 좋지 않다. '표준식'을 실천하여 통통하고 윤기 있는 이상적인 입술, 핑크빛 입술을 만들어 보자.

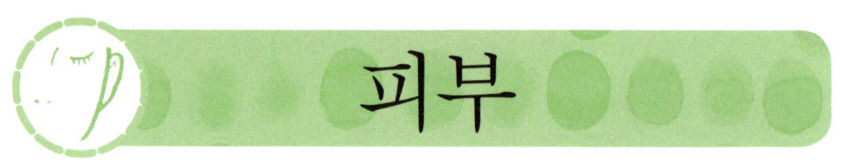

피부

마크로비오틱 미인의 이상적인 피부는 기미나 뾰루지가 없고 투명감이 있는 상태이다. 피부색이나 기미, 뾰루지도 먹은 음식의 결과다. 특히 피부는 과거에 먹은 음식과 현재에 먹은 음식, 양쪽의 영향을 받고 있다. 당신이 선택해서 먹은 음식이 피부 상태에 확실하게 반영된다. 음식을 바꾸면 피부 상태를 변화시킬 수 있다. 피부색이 칙칙해지는 것은 어딘가 내장의 활동이 정체되어 있다는 신호다.

우선은 당신의 피부색을 살펴보자.

| 피부색으로 알아보는 건강 상태 |

◦ 피부색이 붉다 ◦

언제나 얼굴이 붉다면 느슨한 '음성'의 영향이 강하다는 신호다. 모세혈관이 확장되어 있고, 심장이 너무 활발하게 활동하고 있음을 나타낸다.

술을 자주 먹지 않는가? 향신료가 강한 자극적인 음식을 좋아하지 않는가? 열대성 과일을 좋아하지 않는가? 커피를 좋아하지 않는가?

몸을 느슨하게 하는 '음성' 음식을 삼가면 얼굴색은 안정을 되찾는다. 내 남편은 술은 마시지 않지만 커피를 즐겨 마신다. 커피를 마시면 리트머스 시험지처럼 곧바로 얼굴이 붉어지므로 남편에게 커피는 매우 '음성적'인 것이다. '음성'의 힘은 위로 올라가는 성질이 있어서 비교적 얼굴에 나타나기 쉽다.

피부색이 붉어 고민인 경우는 될 수 있으면 자극적인 음식을 삼가야 한다. 메밀이나 다시마 등을 의식해서 먹으면 얼굴의 붉은 기가 없어지므로 꼭 먹어 보자.

◦ 피부색이 구릿빛을 띤다 ◦

왠지 얼굴이 구릿빛이라고 생각되는 사람은 구운 고기, 케이크, 주스, 술을 좋아하지 않는가? 햇볕에 탄 것도 아닌데 칙칙하고 생기가 없는 구릿빛 피부는 소화기계나 신장의 활동이 정체되어 있음을 알려 준다. 피부가 구릿빛인 사람은 육류 등 동물성 식품, 담백한 음식보다는 기름진 식사를 좋아하고, 몸에 영양이 너무 많이 들어 있는 상태다.

그런 사람에게는 피부를 위해 소식을 하도록 추천한다. 가능하면 일주일에 한 번이라도 좋으니 적은 양의 현미밥을 잘 씹어 먹도록 한다. 그러면 너무 많이 활동하는 내장이 휴식할 수 있기 때문에 피부에 투명감이 생긴다.

나는 〈리셋&밸런싱〉이라는 세미나에서 적은 양의 식사를 잘 씹어 먹는 강의를 하며 며칠 동안 소식을 체험한다. 그 세미나가 끝나면 내 피부의 투명감에 놀란다. 당신도 꼭 소식 체험을 해보기 바란다.

◌ 피부색이 노란 편이다 ◌

황색 인종이기 때문에 서양 사람들에 비해 얼굴색이 노란색을 띠는 것은 당연하다. 그러나 손의 색깔이 다른 사람보다 노랗게 느껴지는 경우는 간장과 담낭의 활동이 정체되어 있음을 나타낸다. 조이는 힘의 '양성' 체질임을 알 수 있다.

염분이 강한 음식, 육류와 생선류, 달걀 요리를 좋아하지 않는가? 채소는 호박이나 당근을 좋아하지 않는가? 그런 사람의 얼굴색은 노랗게 되는 경향이 있다.

만약 남보다 얼굴이 노랗다고 느껴진다면 염분이 강한 음식을 삼간다. 채소도 녹색 채소를 많이 먹도록 하고, 아침 식사 때 사과 주스를 마시면 좋다. 피부가 노란 사람도 의식적으로 소식을 하면 가라앉는 효과가 더 높아진다.

| 피부를 만드는 재료는 화장품이 아니라 음식 |

음식을 바꾸고 정체되었던 내장 활동이 활발해지면 반드시 피부색에 변화가 생긴다.

어느 날 요리 교실에서 톳과 연근을 넣은 조림을 가르쳐 주고, 학생들이 만든 요리를 시식하는 날이 계속되었을 때의 일이다.

오랜만에 만난 친구에게 "어디 다녀왔어? 많이 탄 것 같아."라는 말을 들었다. "아니, 매일 요리 교실에서 학생들을 가르치느라 살이 탈 새가 없는데."라고 말하고, 거울을 봤더니 평소보다 붉으면서 구릿빛이 감돌았다.

무엇이 원인인지 잠시 생각해 보니, 근래 수업 때문에 매일 톳과 연근으로 만든 조림 음식을 먹어서 얼굴색이 붉고 구릿빛이 되었던 것이다.

이처럼 자신의 식생활을 살피지 않고 무심코 지나쳐버리면 음식의 편중을 발견하지 못한다. 친구가 지적을 해준 덕에 음식이 피부색에 영향을 미친다는 사실을 다시 한번 느꼈다.

아무리 좋은 화장품을 쓴다 해도 역시 피부를 만드는 재료는 음식이다. 의식적으로 피부에 좋은 음식을 선택했으면 한다.

◈ 여드름(뽀루지) ◈

여드름의 성질은 '음성'이기 때문에 몸의 윗부분에 나타나는 경우가 많다. 몸의 하반신에 여드름이 나는 경우는 별로 없으며, 여드름 하면 역시 얼굴이 중심이다.

여드름의 주원인은 케이크나 유제품, 초콜릿이나 설탕이 들어간 과자 등의 과잉 섭취다. 그 밖에도 지방이 많은 음식을 먹으면 몸속에서 배설 작용이 일어나 여드름이 생긴다. 여드름으로 고민하는 사람은 될 수 있으면 지방이 많은 음식을 삼가는 것이 좋다.

지방을 분해하여 몸 밖으로 배설할 수 있도록 평소에 현미를 먹으면 좋다. 지방이 많은 음식을 먹을 때는 무를 넣은 요리를 자주 먹도록 한다. 과거에 유제품과 지방이 많은 음식을 먹었던 사람은 '무말랭이 차'(p. 190)를 마셔 보자.

큰 여드름이 나서 고민인 사람은 현미밥을 으깬 다음 생강즙을 약간 넣어 여드름이 난 부분에 직접 붙여 보자. 며칠 동안 계속하면 여드름이 점점 부드러워지고 싹 같은 게 나온다. 그 다음엔 회복되기만 기다리면 된다. 여드름이 부드러워질 때까지 2~3일 계속해 본다. 주의할 점은 현미가 배설물을 빨아내는 힘을 갖고 있기 때문에 얼굴에 난 여드름 모두에 붙이면 얼굴 전체에서 배설 작용이 일어나 피부가 거칠어지므로 큰 여드름에만 하는 것이 좋다.

여드름이 난 위치로 내장의 어느 부분에 지방분이 쌓여 있는지도 파악할 수 있다. 여드름의 위치와 내장의 관계에 대해서는 〈그림 6〉(p. 80)을 참고하기 바란다.

◎ 기미 · 주근깨 ◎

기미나 주근깨가 생기는 가장 큰 원인은 자외선이다. 세계 여러 나라 사람들을 조사해 보면, 맑은 날이 별로 없는 곳에 사는 사람들은 기미와 주근깨가 적다고 한다.

같은 일본에 살아도 기미, 주근깨가 나기 쉬운 사람과 그렇지 않은 사람이 있다. 우리가 평소 먹는 음식 중에는 자외선을 끌어당기는 음식이 있다.

자외선을 끌어당기는 음식 중 대표적인 것은 탄수화물, 특히 정백류이다. 백설탕, 과일 등 단당류의 음식도 마찬가지다. 기미나 주근깨 때문에 걱정인 사람은 이러한 음식들을 삼가야 한다. 주스나 아이스크림이 맛있어지는 계절인 여름에는 특히 이러한 음식을 삼가도록 한다.

자외선 크림이나 양산을 써서 자외선을 차단하는 것도 중요하지만, 그러한 음식을 많이 섭취하지 않는 것도 중요한 케어 중의 하나다.

나도 손등에 기미가 있는데, 이것은 장에 당질이 쌓여 있어 부담을 주고 있다는 신호라고 배웠다. 지금까지 먹어 온 음식이 부담을 주고 있다는 사실을 장에는 입이 없으니 이런 식으로 알려 주는 것이다. 된장국을 먹거나 설탕이 들어간 음식을 줄인 결과, 지금은 기미가 흐릿해졌다.

이처럼 얼굴의 기미나 주근깨도 몸속의 상태를 알려 준다.

주근깨는 눈 주위에 생기기 쉽다. 이것은 신장에 부담이 있다는 신호다. 내 눈 주위에도 아직 약간의 주근깨가 있다.

그에 비해 기미는 관자놀이 주위에 있는 경우가 많다. 이것은 비장에 부담이 있다는 신호이며, 생리불순이나 호르몬 밸런스가 나빠졌거나 자연 치유력이 활발하지 않음을 알려 준다.

당분이 많은 음식이나 음료는 기미나 주근깨를 만들기 쉬운 음식이라는 것을 명심하기 바란다.

이를 해결하기 위해서는 '무말랭이 차'(p. 190)나 '달콤한 채소 수프'(p. 189)를 추천한다. 단맛은 가능한 한 단당류가 아닌 다당류를 섭취하도록 한다.

무말랭이는 무를 햇볕에 말린 것으로 체내의 지방을 분해하는 비타민 B_1, B_2가 늘어나기 때문에 기미나 주근깨의 원인이 되는 지방질을 분해한다. '달콤한 채소 수프'나 율무를 졸여 만든 '율무조청'(p. 182) 등의 단맛은 천천히 흡수되는 다당류이므로 몸이 필요 이상으로 당질을 요구하지 않게 되고, 그 결과 기미나 주근깨의 원인이 되지 않는다.

내가 가장 추천하고 싶은 것은 세계 3대 미인인 양귀비가 가장 사랑한 '미백의 곡물', 율무다. 몸에 부드럽게 흡수되므로 하루 한 스푼씩 먹는다.

◦ 거칠고 건조한 피부 ◦

피부가 거칠고 건조한 사람은 기름기 있는 음식을 좋아하지 않는가? 빵과 말린 과일을 좋아하지 않는가?

그렇다. 피부가 거칠어지는 원인은 지방을 과다 섭취했거나 딱딱하게 말린 음식을 과다 섭취했기 때문이다. 피부가 건조하면 수분크림을 열심히 바르는 경향이 있는데, 사실은 아무런 효과가 없는 경우가 많다. 수분크림은 피부의 수분이 달아나지 않도록 막을 형성하여 보호하기 위한 것이므로 체내의 수분 유지를 높이는 것이 급선무다.

지방이 많은 음식을 먹으면 몸에 피하지방층이 생겨 피부 재생을 방해하고, 수분을 피부 표면까지 적절히 보충할 수 없게 된다. 그 결과 피부는 수분 부족으로 거칠어지는 것이다.

그렇게 되지 않기 위해서는 될 수 있으면 지방이 많은 음식을 삼가고 수분이 적은 음식을 줄여야 한다.

또 가능한 한 질 좋은 물을 마시길 권한다. 질 좋은 물이란 물의 입자가 가늘고 지구의 지층을 통과한 자연의 용수(생수)가 이상적이다. 자연 용수를 입수하기란 어려운 일이므로 가정에서는 정수기로 여과시킨 물이나 염소를 제거한 물을 추천한다.

피부가 거칠어지는 것은 혈액 중 콜레스테롤이나 지방이 많아졌다는 신호이기도 하다.

◦ 번들거리는 지성 피부 ◦

오후에 전철을 타면 화장이 지워진 여성들이 눈에 띈다. 어떤 사람은 콧등, 어떤 사람은 이마, 저마다 화장이 지워진 부분은 다르다. 화장이 지워지는 부분에 따라서도 내장의 어느 부분에 지방이 쌓여 있는지를 체크할 수 있다(〈그림 6〉 참조, p. 80).

이상적인 피부 상태는 약간의 유분이 있는 상태이지만, 필요 이상으로 유분이 많아 얼굴이 번들거린다면 고민이 되기 마련이다. 지방은 느슨

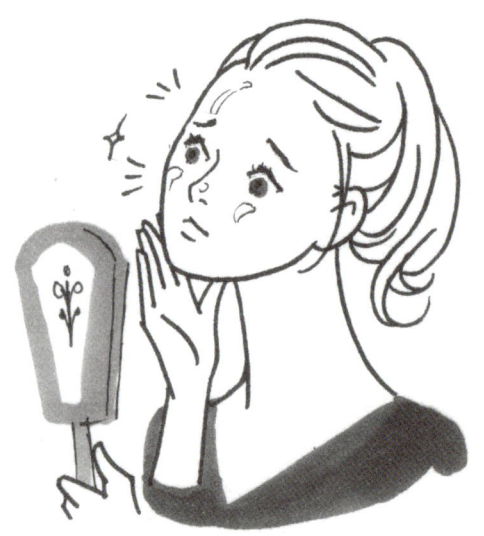

화장이 지워진 위치에 따라서도 어떤 내장의 활동이
정체되어 있는지를 알 수 있다.

한 '음성'의 힘이 강하므로 표면에 나타나기 쉬운 성질이 있다. 특히 이마, 코, 볼, 머리카락, 손과 발 등에 나오기 쉽다.

지성 피부는 지방을 과다 섭취했거나 섭취한 지방이 몸속에서 제대로 대사가 이루어지지 않은 상태임을 알려 준다. 췌장이나 간장, 담낭의 활동이 정체되어 있다는 신호다.

가능한 한 지방이 많이 포함된 음식을 피하도록 한다. 의외로 함정에 빠지기 쉬운 음식이 견과류와 깨류이다. 최근에는 올리브 오일이 몸에 좋다 하여 마시는 사람도 있는 것 같은데, 아무리 몸에 좋다 하더라도 흡수되지 않는다면 의미가 없다.

지금 당신의 피부가 번들거리는 상태라면 가능한 한 지방이 포함된 음식을 삼가길 바란다. 그리고 매일의 식사에서 설탕이 많이 들어간 과자류나 구운 음식을 삼가는 것이 좋다.

꼭 먹었으면 하는 것은 '달콤한 채소 수프'(p. 189)다. 그와 함께 소식을 한다면 효과는 배로 증가할 것이다.

◦ 주름 ◦

얼굴의 주름에는 세로 주름과 가로 주름의 두 종류가 있다.

세로 주름은 조이는 힘이 강한 '양성' 음식의 영향을 받는다. 염분이 강한 음식이나 수분이 적은 음식, 육류나 생선 등을 많이 먹으면 세로 주름이 생긴다.

반대로 가로 주름은 느슨한 힘이 강한 '음성' 음식의 영향을 받는다. 수분이 많은 음식이나 지방, 설탕 등을 많이 섭취하면 생기기 쉽다.

우리는 나이를 먹을수록 조이는 양성의 힘이 몸에 작용한다. 그런 의미에서 세로 주름이 많으면 늙은 인상이 될지도 모른다.

만약 당신이 걱정하는 주름이 세로 주름이라면 수분을 포함한 '음성'의 힘을 가진 음식을 먹도록 한다. 특히 미간에 깊은 세로 주름이 생겼다면

그림 12 주름이 알려 주는 몸의 신호

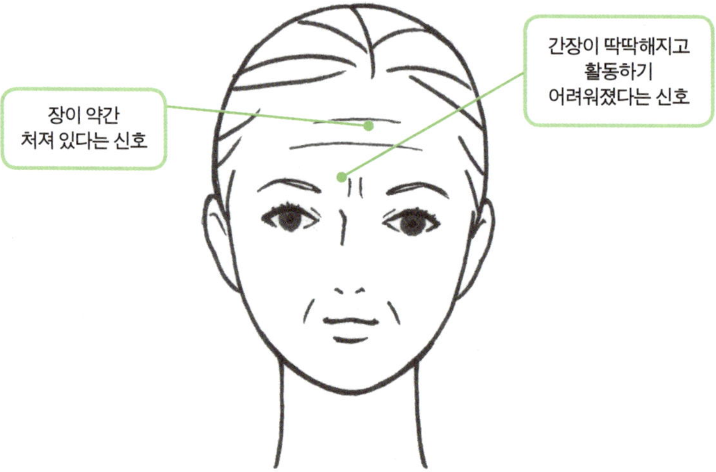

장이 약간 처져 있다는 신호

간장이 딱딱해지고 활동하기 어려워졌다는 신호

세로 주름은 '양성'의 조이는 힘, 가로 주름은 '음성'의 느슨한 힘이 작용한다.

간장이 딱딱해져 활동하기 어려워졌다는 신호다. 너무 장시간 조리한 음식을 먹지 말고, 살짝 데친 채소 등을 먹으면 좋다. 염분도 가능한 줄이기를 권한다.

웃음으로 생긴 주름은 좋은 주름이라고 하듯이, 가로 주름은 보기에도 부드러운 인상이며 별로 걱정할 필요가 없다.

다만 이마에 깊은 가로 주름이 생겼다면 장이 약간 처져 있다는 신호다. 이때는 칡을 넣은 요리나 된장국을 먹으면 좋다.

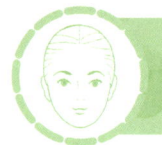

얼굴 윤곽

균형이 좋은 달걀형 얼굴을 만든다

얼굴의 윤곽은 거의 엄마 뱃속에서 만들어지고 엄마가 어떤 식생활을 했는가와 관계가 있다. 옛날에는 계절에 맞는 음식을 먹었기 때문에 엄마 뱃속에서 지낸 계절에 따라 얼굴의 윤곽을 분류할 수 있었다.

요즘은 수입이나 온실재배로 인해 채소를 섭취하는 시기에 계절감이 없어져서 옛날처럼 단순히 계절로 윤곽을 유형화할 수는 없지만, 그래도 임신 중 엄마가 먹었던 음식에 따라 기본적인 윤곽이 형성된다. 물론 태어난 다음 섭취한 음식에 따라서도 변화한다.

여기서는 특징이 있는 얼굴형에 대해 설명하려고 한다.

◦ 큰 얼굴 ◦

'음성' 힘의 영향을 받고 있다. 작은 얼굴을 원한다면 현미를 중심으로 먹고 가능한 한 초콜릿이나 열대성 과일, 술을 삼가도록 한다. 조이는 '양성'의 힘을 가진 음식을 많이 섭취하면 얼굴이 작아진다.

얼굴에는 림프액이 많이 흐르고 있는데, 림프액의 흐름이 정체되면 불필요한 살이 붙은 얼굴 라인이 된다. 가능한 한 림프액의 흐름이 좋아지도록 설탕이 들어간 음식, 포화지방산(콜레스테롤 수치를 상승시킨다)을 포함한 동물성 식품을 삼가도록 한다.

매일 아침 얼굴의 림프를 자극하는 마사지를 해주면 탄력 있게 조여진 작은 얼굴을 만드는 데 도움이 된다.

◌ 볼이 꺼져 있다 ◌

'양성' 힘의 영향을 받고 있다. 볼을 약간 통통하게 하고 싶을 때는 염분이 강한 음식이나 구운 음식을 줄이고, 수분이 많은 요리를 먹도록 한다. 현미에 납작보리나 보리를 섞어 밥을 짓도록 한다.

◌ 턱이 부어 있다 ◌

턱이 부어(벌어져) 있어 신경이 쓰이는 경우는 생선을 삼가도록 한다.

생선초밥집에 가면, 그 가게 직원들이 생선과 닮았다고 느껴질 때가 있다. 많은 사람들을 관찰해 보면 재미있게도 그 사람의 모습은 본인이 좋

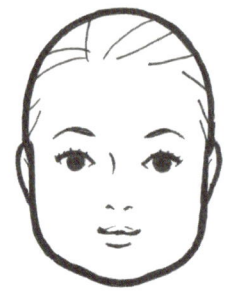

아하는 음식의 형태나 움직임과 많이 닮아 있다.

생선은 아가미가 부어 있다. 만약 당신의 턱이 부어 있다면 먹는 생선의 양을 줄여 보자. 또는 당신이 먹지 않더라도 엄마가 생선을 자주 먹었을지도 모른다.

부은(벌어진) 턱을 가진 사람은 무를 갈아 먹는 게 좋다.

◌ **주걱턱** ◌

주걱턱 때문에 고민이라면 '양성' 음식을 삼가도록 한다. 주걱턱인 사람은 딱딱한 빵이나 구운 생선, 염분이 많은 음식, 명란젓 등의 생선 알을 많이 섭취하는 경향이 있다.

턱 부분은 생식기와 관계가 있으므로 턱이 뾰족하거나 딱딱해졌다면 자궁과 난소가 딱딱해져 있다는 신호라고 할 수 있다.

그림 13 얼굴의 림프를 자극하는 마사지

1 쇄골 위에 손을 얹어 어깨에서 쇄골의 중앙을 향해 문지른다.

2 귀 아랫부분에서 목을 따라 쇄골과 목 사이의 움푹한 부분인 '쇄골 림프절'까지 아래로 문지른다. 딱딱한 부분은 더욱 세심하게 문지른다.

3 턱에서 페이스 라인을 따라 관자놀이까지 부드럽게 문지른다.

4 이마를 가볍게 누르면서 관자놀이 방향으로 문지른다.

5 눈 꼬리에서 눈 안쪽까지 문지른다.

6 눈썹이 시작하는 부분의 아래 뼈 부분을 눈썹 꼬리 방향으로 가볍게 누른다.

쇄골과 목 사이의 움푹한 부분인 '쇄골 림프절'은 심장으로 돌아가는 림프액이 마지막으로 지나는 장소이므로 특히 중요하다. 마사지는 강한 압력을 줄 필요는 없다. 부드럽게 문지른다.

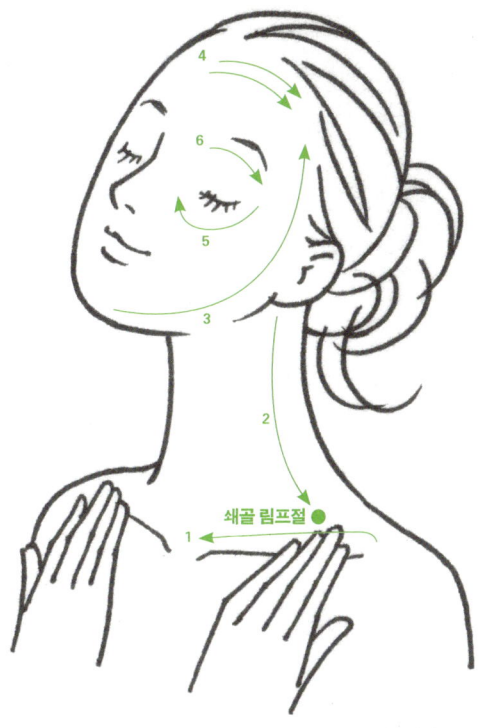

쇄골 림프절 ●

※ 얼굴의 오른쪽도 동시에 같은 순서로 마사지한다.

머리카락

찰랑찰랑 윤기 있는 검은 머리카락을 만든다

◎ 갈라진 머리카락 ◎

머리카락 끝이 갈라져 있는 것은 '음성'의 힘을 많이 받고 있다는 신호다. 설탕이나 기름이 많은 음식, 과일과 주스 등을 많이 섭취하지 않는가?

갈라진 머리카락이 눈에 띄기 시작하면 조이는 힘을 가진 '양성' 음식, 특히 미네랄 성분이 많이 들어간 해조류를 추천한다.

◎ 기름기, 비듬이 많은 머리카락 ◎

매일 머리를 감지 않으면 머리카락이 끈적이는 느낌이라면 동물성 음식을 많이 섭취했음을 나타내며, 비듬이나 가려움증이 있다면 기름기가 많은 음식, 당분을 과다 섭취했다는 신호다. 그것은 식물성 기름, 견과류에 함유된 기름도 포함된다.

몸속의 노폐물을 배출하고 있는 상태이거나 몸속에 지방산이 증가해

피로가 쌓이기 쉬운 상태임을 알려 준다.

머리카락이 끈적이는 사람에게는 '무말랭이 차'(p. 190)를 추천한다.

한편, 비듬이 신경 쓰이는 경우는 지방이 많은 음식, 단백질이 많은 고기류 등을 피하고 몸의 부담을 줄이도록 한다.

비듬은 몸속에 있는 과잉 단백질이나 지방의 배설을 나타내며, 영양과다, 과식을 알리는 신호다. 특히 신장 활동에 부담을 줬다는 신호이므로 비듬이 생기면 의식적으로 소식을 한다.

◦ 흰 머리카락 ◦

나이를 먹으면서 늘어나는 흰 머리카락은 자연의 변화다. 흰 머리카락은 조이는 '양성'의 힘이 몸속에 많아지면 일어나는 현상이다. 성장기를 거쳐 나이를 먹어 가면 몸은 '양성'으로 변화하기 때문에 자연스럽게 검은 머리카락이 흰 머리카락으로 변한다.

그러나 연령에 비해 흰 머리카락이 많은 사람은 '양성' 체질이라고 할 수 있다. 그런 사람은 '양성'의 조이는 힘이 강한 음식을 많이 섭취하고 있는 것이다. 육류나 생선, 염분이 강한 음식을 많이 먹지 않는가? 장시간 익힌 음식이나 오븐에서 조리한 음식을 자주 먹지 않는가? 흰 머리카락 때문에 고민이라면 신선한 녹색 채소를 먹도록 한다.

나의 경험으로는 수면 부족이 계속되어도 흰 머리카락이 생기기 쉬우므로 항상 적당한 수면을 취하는 것이 좋다. 또 간장이나 담낭의 기능이 정체되어 있어도 흰 머리카락이 생긴다. 소식을 하도록 늘 주의를 기울인다.

◦ 탈모, 얇은 머리카락 ◦

머리카락이 빠지는 경우는 두 가지 타입이 있다.

하나는 모공이 넓어져 빠지는 타입, 또 하나는 모공에 지방이 쌓여 머리카락이 빠지는 타입이다.

모공이 넓어져 빠지는 경우는 비교적 머리 앞부분부터 빠지는 경향이 있다. 이런 사람들이 좋아하는 음식은 주스나 술, 향신료가 들어간 자극적인 음식, 토마토나 가지 등 열대성 음식이다. 가능한 한 수분을 줄이고, 메밀이나 팥이 들어간 음식, 다시마나 톳을 많이 먹기를 권한다. 특히 해조가 풍부하게 들어간 '건강 덮밥'(p. 199)을 먹어 보자.

모공에 지방이 쌓인 경우는 머리의 정수리 부분부터 빠지는 경향이 있다. 이런 사람들은 구운 고기, 생선 등 단백질과 포화지방산을 많이 함유한 음식을 좋아한다. 가능한 한 지방분을 줄이고, 무나 무말랭이로 만든 요리, 해조류 중에서는 미역이나 김을 많이 먹길 권한다.

원형탈모증의 경우는 음양의 진폭이 큰 극단적인 식생활, 불규칙적인

생활습관 등으로 내장에 과도한 부담을 주고 있는 경우가 대부분이다(그
외에 정신적인 스트레스나 충격도 원인이 될 수 있다).

머리카락이 빠진 부위에 따라 어떤 내장의 활동이 정체되어 있는지
알 수 있다(〈그림 9〉 참조, p. 106). 우선 규칙적인 생활을 하고, 내장의 활동이
좋아지는 음식을 선택하도록 하자.

마크로비오틱 미인이 되는 식사법

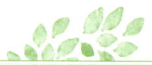

한 달에 한 번이라도 '표준식'을 해보자

지금까지 이 책을 읽으면서 음식이 당신의 얼굴을 만드는 데 매우 중요한 역할을 맡고 있다는 사실을 알았을 것이다.

그러나 지금까지 즐겨 먹던 음식을 하루아침에 바꾸기란 어려운 일이다. 음식의 비밀을 알고 실천한 사람만이 최고의 행복을 얻을 수 있다는 말이 있을 만큼, 식습관을 바꾸려면 의지가 필요하다.

갑자기 전부를 바꾸려 하지 않아도 된다. 우선은 오늘부터 한 가지만이라도 좋으니 당신의 고민 해결을 위해 무엇부터 할 수 있는지를 생각해보자. 당신에게는 멋진 목표가 있지 않은가? '자연과 조화를 이룬 편안한 내 모습을 만들기' 위해 우선 식습관과 생활습관을 개선할 것을 자신과 약속하자. 나는 지금까지 많은 사람들에게 예뻐지는 식사법을 제안해 왔다. 그중에서도 가장 효과적인 방법을 소개하고자 한다.

내가 마크로비오틱 식사법으로 예뻐진다는 이야기를 하면 꼭 이런 질문을 받는다.

"하지만 그 방법은 매일 실천하지 않으면 효과가 없지 않나요?"

그럴 때 나는 반드시 이렇게 대답한다.

"한 달에 한 번 '표준식'을 하기만 해도 달라집니다. 물론 매일 하는 것이 더 빠른 효과가 있지만, 한 달에 한 번이라도 표준식을 먹는 날을 정해보세요. 특히 몸 상태가 나쁘다고 느끼거나 건강상의 고민이 생겼을 때는 현미를 먹어 보세요."

"정말 한 달에 한 번만 해도 효과가 있나요? 그렇다면 해봐야겠네요."

그렇다. 무리를 하면서까지 매일 먹으려다 좌절하기보다 가끔씩이라도 좋으니 식사에 대한 사고방식을 개선하는 것만으로도 몸은 변한다. 한 달에 한 번이라도 좋으니 마크로비오틱 식사법을 실천해 나가는 것이 예뻐지는 비결이다.

외식을 할 때도 당신의 고민을 해결해 줄 음식의 종류를 생각해 보자. 가능한 한 그러한 음식을 선택하는 것만으로도 좋다.

〈표 6〉에 실천해 볼 만한 방법을 소개했다. 당신이 할 수 있는 방법은 얼마나 될까? 우선 무리하지 말고 실천할 수 있는 것부터 하나씩 시작해 보자.

표 6 마크로비오틱 미인이 되기 위한 식사법

1. 한 달에 한 번은 '표준식'을 한다.

2. 가능한 한 현미를 주식으로 한다(우선은 일주일에 한 번만이라도 현미를 먹는다).

3. 하루에 한 번은 된장국을 먹는다.

4. 조미료를 천연 재료로 바꾼다.

5. 음식을 잘 씹어 먹는다.

6. 음양의 밸런스를 맞춰 음식을 선택한다.

7. 되도록 '스트레스 푸드'(p. 45)를 먹지 않는다.

8. 달의 리듬에 맞춰 음식을 선택하여 먹는다.

9. 계절의 리듬을 의식하고 제철 음식을 먹는다.

10. 일주일에 몇 번은 동물성 음식을 먹지 않는 날로 정한다.

11. 일주일에 몇 번은 설탕이 들어간 음식을 먹지 않는 날로 정한다.

12. 가능한 한 외식을 줄이고 집에서 요리를 한다.

13. 이 책에서 소개한 '홈 메이드 레메디'를 만들어 먹거나 마신다.

14. 가능한 한 질 좋은 자연 용수와 같은 물을 마신다.

15. 원기가 부족할 때나 피로할 때는 '표준식'을 먹는다.

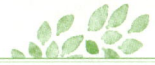

마크로비오틱 미인이 되는
식사법의 비결

이와 같은 방법으로 많은 사람들이 마크로비오틱 식사를 실천해 왔다. 취재 때문에 만난 기자나 이벤트 때문에 만난 사회자와 오랜만에 다시 만났더니 모두 예뻐져 있었다.

나의 강연회에 참석한 어떤 남성은 평소 '다이어트는 나와 전혀 상관없다'는 생각을 갖고 있었다고 한다. 강연회 후 '무말랭이 차'(p. 190)에 대한 얘기가 자꾸 생각나 한동안 마셔 봤더니, 체중이 줄고 메타볼릭 증후군에 가깝던 복부둘레, 혈압, 콜레스테롤 등의 수치가 개선되었다고 한다. 그후 지금까지 습관처럼 먹던 구운 고기가 왠지 먹고 싶지 않아졌고, 어느새 의식적으로 음식을 선택하게 되면서 몸이 쾌적해졌다고 한다. 오랜만에 그분을 만났는데 열 살은 젊어 보일 정도로 변신해 있었다.

나도 얼마 전까지는 "이왕 할 거라면 매일 제대로 먹는 게 효과가 좋습니다."라고 말했다. 하지만 그렇게 하면 부담이 커서 꾸준히 실천하기 어렵고 대부분이 효과가 나오기 전에 포기해버렸다.

나는 하루라도 빨리 나를 바꾸고 싶다는 욕망이 강했고 매일 현미를 먹을 수 있는 환경이었기에 철저히 식사를 개선할 수 있었다. 하지만 누구나 나처럼 할 수 있는 환경일 수는 없고, 당장 결과가 나올지는 개인 차이가 있을 것이다. 직장에 다니거나 외식이 많다면 매일 마크로비오틱 식사법을 실천하기란 어려운 일이다. 단 하루 마크로비오틱 식사를 할 수 없다고 해서 포기하기보다는 일주일에 한 번, 한 달에 한 번이라도 좋으니 지속적으로 실천했으면 한다.

마크로비오틱 식사법에 대해 모르기보다는 알기를 바라고, 실천하지 않기보다는 실천하길 바라고, 먹지 않기보다는 먹기를 바란다. 그렇게 하는 것이 무엇보다 당신을 아름답게 만드는 비결이기 때문이다. 거듭 강조하지만, 우리를 만들어 주는 것은 음식이라는 사실을 잊어서는 안 된다.

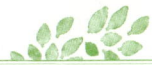

마크로비오틱 미인이 되는
지름길은 '현미밥'

현미는 볍씨인 뉘에서 겉겨를 제외하고 도정하지 않은 상태의 쌀이다. 현미는 백미와 달리 물만 부으면 싹이 나올 정도로 강한 생명력을 갖고 있다. 생명을 낳을 수 있을 만큼 균형이 좋다.

현미에는 쌀의 생명을 탄생시키는 힘이 있고, 쌀의 영양과 에너지가 통째로 담겨 있다. 현미를 먹으면 당신의 몸을 젊게 만드는 힘과 소생하려는 힘까지 동시에 얻을 수 있다.

'표준식'에서 가장 중요한 것이 현미밥이다. 그러므로 가능한 한 맛있게 먹었으면 한다.

우선 현미밥을 맛있게 지어 보도록 하자. 맛있는 현미밥 짓는 비결 세 가지를 알려 주겠다.

| 현미와 친해진다 |

만약 당신에게 좋아하는 사람이 있다면, 당신은 그 사람에게 관심을 갖고 유심히 관찰하지 않겠는가? 그 사람의 취향이나 그 사람이 원하는 일을 해주고 싶다고 생각하지 않겠는가?

현미와 친해지는 방법은 현미를 잘 관찰하는 것이다. 요리 교실에서는 '12의 눈을 갖고 현미를 관찰하자'고 가르친다. 12의 눈이란, 손의 감각과 두 눈으로 관찰한다는 의미다. 현미를 사와서 밥을 지을 때 현미를 만져보고 '겉겨가 섞여 있네', '평소보다 습기가 더 많네'처럼 여러 가지를 느껴보자.

현미의 특징을 알게 되면 현미밥을 보다 맛있게 짓게 될 것이다. 우선 '표준식'의 주역, 아름다움과 건강의 원천인 현미와 친해지도록 하자.

| 좋은 현미를 고른다 |

자연의 은혜를 입은 무농약 현미를 추천한다. 현미는 한 톨에서 살아 있는 에너지를 그대로 얻을 수 있을 만큼 생명력이 강한 식재다.

학생들에게 "자연의 은혜를 듬뿍 간직하고 소중하게 자란 현미와 농약이 듬뿍 들어 있는 현미가 있다면 어느 것을 선택하겠는가?"라고 물으면 당연히 "자연의 은혜를 입은 현미"라고 대답한다.

그렇다. 당신의 몸을 만드는 데 어느 한 쪽을 선택해야 한다면 당신도 무농약 현미를 선택할 것이다.

'표준식'에서는 하루 식사의 50~60%를 현미로 하기를 권장한다.

현미는 보존이 가능하고 지금은 인터넷으로도 손쉽게 구매할 수 있다. 꼭 자연의 은혜를 듬뿍 받은 무농약 현미 중에서 마음에 드는 품종을 취향에 따라 고르도록 한다.

| 좋은 물을 사용한다 |

예전에 나는 쌀에 맛이 있다고는 생각하지 않았다. 하지만 지금은 쌀의 달콤함을 느낄 수 있고, 정말 밥이 맛있게 됐을 때는 현미만 있으면 충분하다고 생각할 정도다.

현미밥은 쌀과 물과 불의 조화로 탄생한다.

여러 방법으로 밥을 지어 봤는데, 역시 물의 역할이 크다. 자연에서 솟아난 물에 가까운 상태의 물을 권한다. 지금은 그런 물을 만나기란 어렵기 때문에 나는 지구의 지층을 재현한 정수기를 부엌에 설치했다. 출장을 가서 요리 교실을 할 때도 정수기를 가지고 다닐 정도로 물에 대한 강한 애착이 있다. 그 정도까지는 아니더라도 최소한 염소를 제거한 물을 사용했으면 한다.

현미와 친해진다, 좋은 현미를 고른다, 좋은 물을 사용한다. 그 세 가지가 갖춰지면 나머지는 간단하다.

압력솥으로 '현미밥 맛있게 짓는 방법'(p. 186)을 뒤에 소개했다.

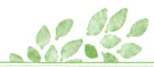

미인의 씨앗,
하루 한 그릇의 된장국

우리는 음식을 체내에서 발효시키고 소화 흡수시켜 세포와 조직, 피부와 머리카락을 만든다. 몸속에 발효의 힘을 불어넣는 것은 소화 흡수를 돕고, 세포와 피부, 내장 등의 조직을 만드는 데 도움을 주는 일이다.

가장 간단하게 발효의 힘을 불어넣는 방법은 천연 발효로 만든 된장과 간장을 이용한 된장국과 맑은 장국을 먹는 것이다. '표준식'에서는 하루 중 5~10%의 비율로 된장과 간장으로 만든 국류를 먹기를 권한다. 이때는 건더기가 별로 들어가지 않는 것이 흡수를 좋게 하므로 미역이나 두부처럼 간단한 재료를 추천한다.

가능하면 맛국물은 다시마나 미역, 무말랭이나 말린 표고버섯을 이용하는 것이 좋다. 지금까지 동물성 식품을 많이 섭취했던 사람은 말린 표고버섯을, 설탕과 유제품을 많이 먹었던 사람은 무말랭이를 추천한다. 물론 그것들을 함께 넣고 끓인 맛국물도 맛있다.

봄에 부담 없이 흡수되는 미역으로 끓인 맛국물도 추천한다. '맛있는 맛국물 만드는 방법'(p. 188)을 뒤에 소개했다.

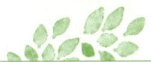

꼭 알아야 할
조미료의 역할

"조미료란 어떤 역할을 하는가?"라고 물으면 대부분의 사람들은 "조미료는 맛을 내기 위한 것"이라고 대답한다. 마크로비오틱 식사에서 조미료는 다음 두 가지 역할을 한다.

- 🌿 재료의 맛을 살리는 역할
- 🌿 소화를 돕는 역할

특히 소화를 돕는 역할이라는 관점에서 보면, 조미료는 가능한 한 첨가물과 보존료를 사용하지 않고 천연으로 만든 것을 골라야 한다.

예를 들면, 된장은 대두와 소금과 누룩으로 만드는데, 장시간에 걸쳐 대두가 발효되어 좋은 맛과 달콤함이 만들어진다. 이 발효 과정에서 진정한 발효력이 생기고 맛이 나게 된다.

대두가 발효되는 체험을 몸속에 불어넣음으로써 우리의 몸도 음식을 발효시켜 소화 흡수시킬 수 있는 힘을 얻게 된다.

이렇듯 재료 그 자체의 생명력을 얻음으로써 우리의 몸도 건강해진다는 것이 마크로비오틱 식사법의 기본이다. 그것은 예부터 오랜 세월 동안 일본 사람들이 소중히 여겨 온 식문화의 형태이기도 하다.

이러한 이유로 조미료는 첨가물이나 보존료가 들어 있지 않고, 전통적인 방법으로 만들어진 자연 발효 식품을 선택하길 바란다.

표7 조미료 선택법

	역할	선택법
소금	생명 탄생의 원천인 바다의 에너지를 체내에 흡수시켜 자연계와의 조화를 쉽게 이룰 수 있도록 한다	해수에서 만들어진 자연염을 고른다
간장	장내를 깨끗이 하고 잡균을 없애는 작용을 하는 유산균의 활동을 돕는다	전통적인 제조 방법으로 담근 것. 원재료는 대두, 소금, 누룩이 기본
된장	장의 활동을 돕고 소화를 촉진시킨다	전통적인 방법으로 담가 2년 이상 양조시킨 것. 원재료는 대두, 간장, 누룩이 기본
단맛	몸의 안정을 유지하는 에너지의 원천	자당(이당류의 한 가지, 수크로우스) 함유량이 적은 것. 정백 되지 않은 것

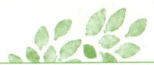

잘 씹어서
먹는다

이것은 미인이 되기 위해 꼭 해야 할 일이다. 잘 씹어 먹으면 소화도 잘되고 내장에 부담을 주지 않는다. 소화가 진행되는 첫 번째 장소는 입이다. 입에서 음식이 잘 분해되어야 소화효소가 작용하기 쉽고 위장에 부담을 주지 않는다.

어떤 음식을 먹더라도 기본은 잘 씹는 것이다. 씹는 일을 잘하지 못하는 사람을 위해 내가 실천하고 있는 좋은 방법을 소개한다.

반드시 젓가락 받침대를 준비한다. 음식을 한 숟가락 떠서 입에 넣으면 젓가락은 반드시 받침대에 놓는다.

그리고 양손을 모아 단전(丹田: 배꼽 아래에 에너지를 모으는 곳)에 놓고 입 안의 음식을 잘 씹는다. 한입에 최소 50번은 씹어야 이상적이다. 첫술은 다섯 명 정도의 사람을 떠올리며 '고맙습니다. 감사합니다'라고 마음속으로 속삭이며 씹는다. '고맙습니다. 감사합니다'라고 말하면 10번 정도는 씹게 된다. 늘 신세를 지고 있는 사람들을 생각하면 의외로 잘 씹을 수 있다.

음식을 천천히 씹고 있으면 마음이 안정되므로 음식 본래의 맛도 느낄 수 있다.

'한입에 50번이나 씹을 시간이 없다'는 사람은 첫술만이라도 실천해

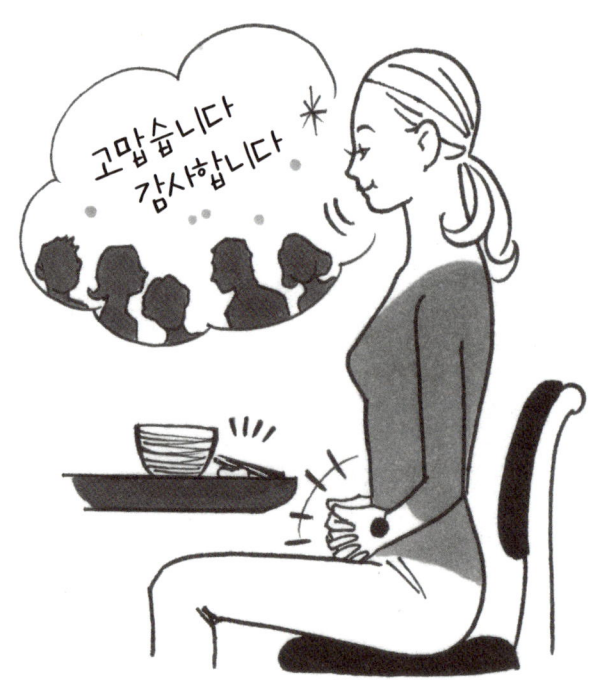

단전에 양손을 모아 한입에 50번은 씹도록 한다. 씹으면서 '고맙습니다. 감사합니다'라고 속삭이면 한입에 10번은 씹을 수 있다.

보기 바란다. 그렇게 하면 식사의 속도가 느려져 몸과 마음에 주는 스트레스를 줄일 수 있다. 특히 혼자서 식사를 할 때 꼭 실천해 보자.

학생들 가운데 다른 것은 도저히 못하겠는데 잘 씹는 거라면 할 수 있겠다며 식사할 때 항상 의식적으로 씹어 먹으려는 학생이 있다. 그 학생은 자신도 모르는 사이에 기름기가 많은 음식은 피하고 씹기 쉬운 것을 먹게 되면서 체중이 줄고 얼굴 라인도 달라졌다.

원래 씹는다는 것은 음과 양의 에너지를 입 안에 모으는 행위다. 즉, 몸의 균형을 맞추는 효과적인 방법인 것이다.

특히 몸 상태가 좋지 않을 때는 젓가락을 내려놓고 잘 씹어 먹을 수 있도록 꼭 시도해 보자.

나의 요리 교실에서는 일주일에 한 번씩 씹는 방법에 대해 가르친다. 처음에는 턱이 아프거나 잘 씹을 수 없을지 모르지만, 횟수를 거듭하면서 씹을 때 쾌적함을 느낄 것이다.

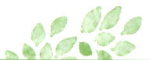

'표준식'에
꼭 필요한 식재

현미 외에 '표준식'에 꼭 필요한 식재들을 소개한다.

채소는 특히 자연의 은혜를 입고 자란 제철 채소를 먹도록 한다. 최근에는 산지에서 제철에 난 채소를 택배로 보내 주는 서비스가 늘고 있다. 계절을 느끼는 재미도 있으니 잘 활용해 보자.

채소는 그 자체가 가진 음양의 힘에 따라 다음의 세 가지로 분류할 수 있다. 세 종류의 채소를 균형 있게 먹도록 한다.

1. 잎채소

위를 향해 뻗어 나가는 힘으로 자라는 채소. 파나 무청, 열무 등 느슨한 '음성'의 힘을 많이 가진 채소.

2. 지상 채소

호박이나 양배추처럼 형태가 둥근 채소. 느슨한 힘과 조이는 힘을 모두 갖고 있으며, 몸과 마음에 안정을 준다.

3. 뿌리채소

아래로 뻗어 나가는 힘으로 자라는 채소. 우엉이나 당근, 무 등 '양성'의 힘을 많이 가진 채소.

다음의 채소는 자극이 강해 평소에는 잘 먹지 않지만, 극도로 몸과 마음의 균형이 깨졌을 때 일시적으로 먹으면 효과적이다.

○ 가지과 채소 ○

가지, 토마토, 감자, 피망 등 열대 지방이 원산지인 채소는 몸을 느슨하게 하는 힘이 너무 강하므로 일상적으로 많이 먹으면 몸과 마음에 부담을 준다. 여름이나 너무 더울 때, 달아오른 몸을 진정시키는 데 효과적이다.

◌ 산채류 ◌

떫은맛이 강하고 극도로 느슨한 힘을 갖고 있다. 봄철 산채는 겨울에 쌓였던 것을 배설하는 힘이 있어서 제철에 먹으면 효과적이다.

◌ 콩 ◌

피부나 몸을 만들기 위한 식물성 단백질의 보고다. 하지만 지방분도 많아 과잉 섭취하면 몸에 부담을 준다. 팥이나 렌즈콩, 병아리콩은 비교적 지방분이 적으므로 추천한다. 대두는 그대로 먹기보다 두부나 낫토 등 가공식품으로 먹으면 소화가 잘된다.

◌ 해조 ◌

미역, 톳, 다시마를 비롯한 해조에는 해수를 정화시키는 작용이 있다. 해조는 몸속에 흡수되면 혈액을 정화시키고, 딱딱해진 부분을 유연하게 하며, 여성성을 향상시키는 데 도움을 준다. 뼈를 튼튼하게 하고 머리카락을 윤기 있게 하는 데도 꼭 필요한 음식이다.

◎ 과일 ◎

계절마다 나는 제철 과일을 적당히 먹으면 느슨한 '음성'의 힘을 얻을 수 있고, 여성성을 높이는 데 도움을 준다. 감귤류는 염분이 강한 음식을 먹었을 때 섭취하면 몸에 주는 부담을 줄일 수 있다. 짠 음식을 먹었을 때 꼭 활용해 보자.

◎ 씨 · 견과류 ◎

빈혈을 예방하는 미네랄이 풍부하다. 깨나 견과류를 볶아 요리에 토핑하면 깊은 맛이 난다. 부엌에 항상 준비해두면 잘 활용할 수 있어서 편리할 것이다.

◎ 물 ◎

요즘은 여러 종류의 정수기가 판매되고 있다. 마크로비오틱에서는 사람과 지구에 좋은 물이란 풍부한 지층을 통해 태어난 자연 용수(생수)라고 생각한다. 정수기를 고를 때 참고하기 바란다. 나는 요리 교실이나 집에서 천연

석이나 세라믹을 넣어 지구가 탄생시킨 복류수를 이미지화하여 만든 정화기를 사용하고 있다.

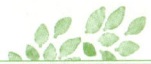

꼭 추천하고 싶은
식재

◌ 우메보시, 무말랭이 ◌

위는 매일의 식사로 산성화되고 노화된다. 위를 건강한 상태로 되돌리려면 알칼리성 식품을 먹는 것이 좋다. 특히 손쉽게 먹을 수 있는 것이 우메보시(매실 장아찌)다. 최근에는 첨가물이 포함된 것이 많으므로 가능한 한 질 좋은 매실과 자연염으로 만들어 자연광에서 말린 우메보시를 선택했으면 한다.

무말랭이도 맛국물을 내거나 지방과 수분의 배출을 돕는 '무말랭이차'(p. 190)를 만들 때 상비해두면 좋다. 역시 자연의 은혜를 입고 자란 무를 자연광에서 말린 것을 추천한다.

⊙ 만월염 ⊙

만월 만조 때 채취한 해수만으로 저온에서 천천히 결정화시킨 소금은 느슨한 '음성' 힘의 영향을 받는다. 일반적인 소금에 비해 순하고 좋은 에너지를 제공하므로 마음과 몸에 부담이 적다. 만월 만조 때의 해수로 만든 '만월염'은 해수를 채취한 달에 따라 맛이 다르므로 취향에 맞는 맛을 골라 사용하는 것도 즐거움 중 하나다.

⊙ 율무된장 ⊙

미백 효과가 있는 율무로 만든 누룩과 대두를 섞어 만든 된장. 발효 기간도 다소 짧고 단맛을 느낄 수 있는 된장이다. 마음을 편하게 해주는 단맛이 일품이다.

⊙ 율무조청 ⊙

역시 미백 효과가 있는 율무를 졸여서 만든 조청. 아미노산(단백질을 만드는 최소 성분)이 풍부하고 다당류로서 몸에 좋은 당질을 흡수할 수 있다. 단것을 원할 때 하루 한 스푼씩 먹으면 좋다.

◎ 현미감주 ◎

현미를 발효시킨 음료나 시럽. 알코올 성분은 없다. 에도 시대에 영양 드링크로 불리던 음료수다. 현미가 발효되는 과정에서 아미노산을 만들어내고 몸에 좋은 당질로 변한다. 시럽 타입은 디저트를 만들 때나 요리에, 음료 타입은 그대로 마시면 된다. 사과 주스 등과 섞어서 마시면 좋다.

더 아름다워지는
레시피와
생활방법

:: 현미밥 맛있게 짓는 방법

압력솥 외에 돌솥이나 전기밥솥으로도 지을 수 있다. 어떤 경우에도 백미처럼 세게 비벼 씻지 말고 살살 씻어야 한다. 이것이 맛있는 현미밥을 짓는 비결이다. 한 번 짓는 양은 2컵 정도를 추천한다. 남은 현미는 냉동 보관하여 먹을 때마다 해동시켜 먹는다. 나는 남은 현미밥으로 주먹밥을 만들어 넣어둔다. 그러면 배가 고플 때 바로 먹을 수 있고, 언제라도 손쉽게 현미를 먹을 수 있다.

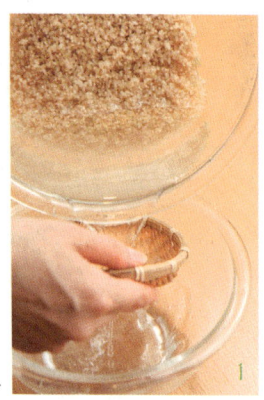 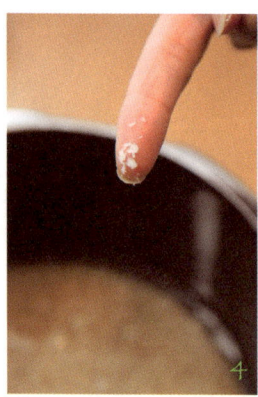 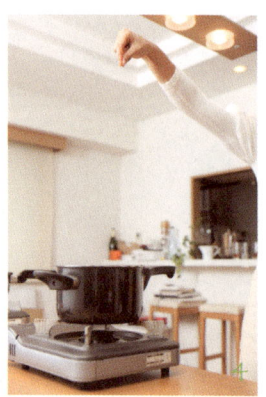

1 현미를 씻는다. 씻을 때 힘이 들어가 쌀에 상처가 나지 않도록 가능한 한 조심해서 씻는다. 큰 볼에 쌀을 넣어 물을 가득 붓고, 오른쪽으로 저으면서 쌀의 표면에 붙어 있는 가루가 떨어지도록 씻는다. 쌀 표면의 가루는 밥을 했을 때 딱딱해지거나 쌀겨 냄새가 강해지고 색이 누렇게 변하는 원인이 된다.

2 3~4번 물로 헹구고, 물에 가루나 겨가 뜨지 않으면 압력솥에 옮겨 담는다. 30분~1시간 물에 담가두면 잘 불어 부드럽게 밥이 지어진다. 시간이 없는 경우에는 그대로 지어도 된다.

3 물의 양은 현미 양의 1.2~1.5배.

4 뚜껑을 닫지 않고 약한 불로 10분 동안 끓인 다음, 약간의 소금을 손가락으로 비벼 넣는다. 소금은 맛을 내기 위함이 아니라 음양의 밸런스를 맞추기 위함이므로 아주 약간만 넣으면 된다.

5 뚜껑을 닫고 강한 불로 압력을 가한다.

6 압력이 충분히 가해졌으면 이번에는 약한 불로 25분 동안 끓인다.

7 25분이 다 되었으면 불을 끈 다음, 젖은 행주를 위에 올려 솥 속의 열을 없앤다. 그 다음 뚜껑의 표면을 닦고, 솥 전체를 젖은 행주로 닦아 열을 식힌다.

8 10분 정도 뜸을 들인 후(압력을 뺀 후), 뚜껑을 열고 밥을 위아래로 뒤집어 섞는다. 뜨거울 때 뒤집는 것이 포인트다. 젖은 행주로 닦은 밥통에 옮겨 담는다.

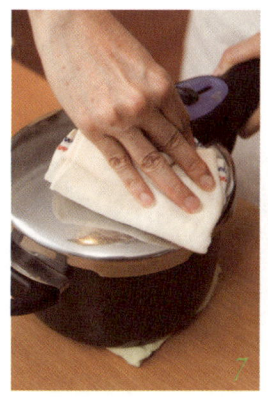 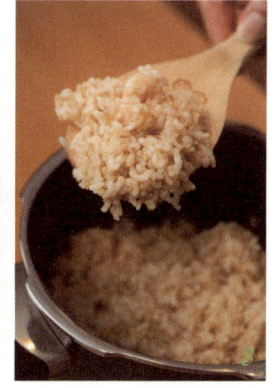

맛있는 맛국물 만드는 방법

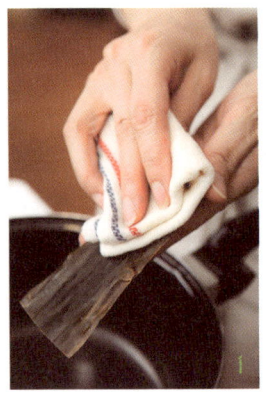 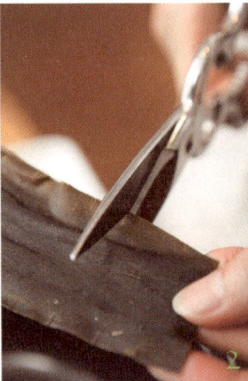 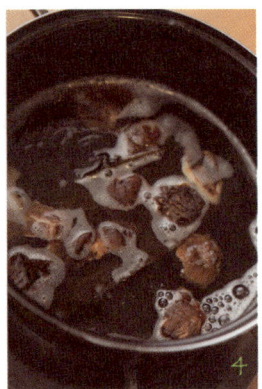

| 재료 |

다시마 10×15cm 정도
말린 표고버섯 4~5개
물 4~5컵

만드는법

1 다시마를 젖은 행주로 닦고, 표면의 먼지나 소금을 제거한다. 표고버섯은 갓 속 부분을
　아래로 하여 가볍게 두드려 먼지를 없앤다.

2 다시마는 직각으로 5mm 길이, 3cm 간격으로 칼집을 넣는다.

3 냄비에 다시마와 버섯과 물을 넣고, 약한 불로 15분 정도 가열한다.

4 끓기 바로 직전에 불을 약하게 하여, 보글보글 미세한 진동이 냄비에 가해지면 5분 정도
　더 끓인다. 이때 불이 너무 세면 다시마에서 끈적한 점액이 나와 깔끔한 국물 맛을 낼 수
　없다.

5 다시마와 말린 표고버섯을 건져낸 다음, 계속해서 미세한 진동이 냄비에 가해지도록 불
　조절을 하여 5분 정도 더 끓이면 맛있는 국물이 된다. 불 조절이 맛을 내는 비결이다.

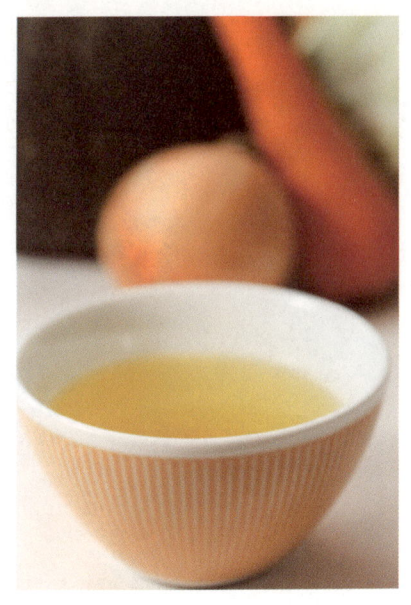

달콤한 채소 수프

효능 달콤한 채소 수프는 몸과 마음을 안정시키는 힘을 갖고 있다. 마음이 안정되지 않을 때나 단것에 계속 손이 갈 때 먹으면 좋다.

|재료| **2인분**

양파 … 1/2컵

양배추 … 1/2컵

호박 … 1/2컵

당근 … 1/2컵

물 … 4컵

만드는 법

1. 채소는 각각 잘게 썬다.
2. 냄비에 양파, 양배추, 호박, 당근을 순서대로 넣는다. 냄비 가장자리에서부터 살짝 물을 붓는다.
3. 중불로 한소끔 끓여내고, 약한 불로 20분 정도 푹 끓인다. 이 때 천천히 보글보글 끓여야 한다.
4. 20분 정도가 되면 건더기를 걸러내고 수프만 먹는다.

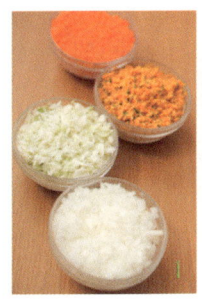
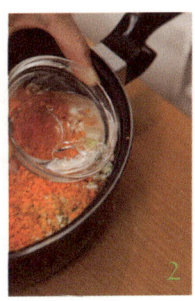
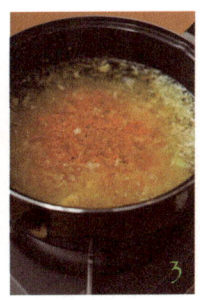
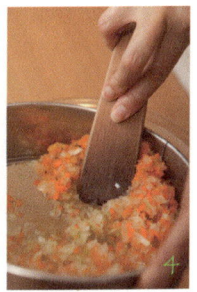

무말랭이 차

효능 조이는 힘이 있으며 몸속에 남은 지방의 분해를 돕는다. 유제품을 자주 먹는 사람에게 추천한다.

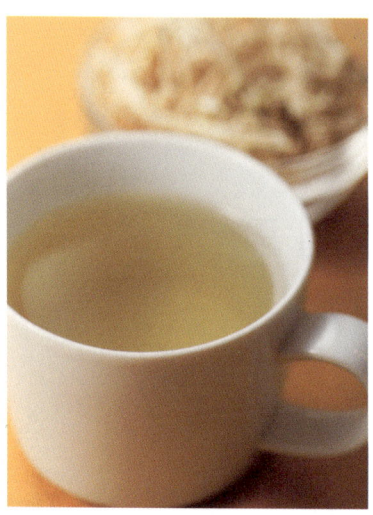

| 재료 | **1인분**

무말랭이 … 1/2컵
물 … 2컵 (무말랭이 불린 물 포함)

1 무말랭이를 물에 불려 잘게 썬다.
2 작은 냄비에 무말랭이와 물을 넣고 약한 불로 한소끔 끓여낸다. 약한 불로 10분 정도 보글보글 더 끓인다.
3 건더기를 걸러내고 마무리.

민들레 커피

효능 간장에 쌓여 있는 독소를 배출하는 효과가 있다. 첨가물을 많이 섭취했을 때 마시면 좋다.

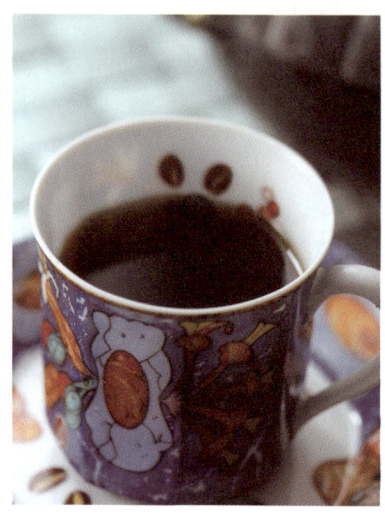

| 재료 | **1인분**

민들레 커피 … 1작은술
물 … 1컵

1 민들레 커피를 커피필터에 넣는다.
2 커피를 타는 요령으로 뜨거운 물을 붓는다.

말린 표고버섯 차

효능 동물성 지방의 분해를 돕는 차다. 몸을 느슨하게 하는 작용도 있다. 동물성 식품을 먹었을 때 효과가 있다.

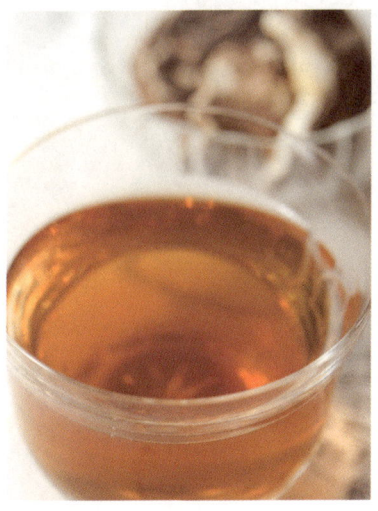

| 재료 | 1인분
말린 표고버섯 … 2장
물 … 2컵 (표고버섯 불린 물 포함)

1 말린 표고버섯을 물에 불린다.
2 냄비에 불린 표고버섯과 물을 넣어 약한 불로 끓인다.
3 10분 정도 한소끔 끓여내고, 2~3분 정도 보글보글 더 끓인다. 건더기를 걸러내고 마무리.

율무조청을 넣은 갈탕

효능 릴랙스 효과가 뛰어난 율무조청은 원기를 회복시킬 때, 빵을 너무 많이 먹었을 때 추천한다.

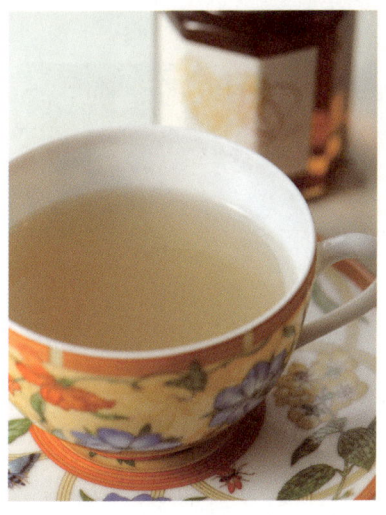

| 재료 | 1인분
율무조청 … 1~2작은술
갈분(칡 녹말, 칡 전분) … 1작은술
물 … 1컵

1 작은 냄비에 갈분을 넣는다. 나무주걱으로 잘 섞으면서 물을 더 붓는다.
2 갈분이 완전히 녹으면 율무조청을 넣는다.
3 잘 저어 율무조청이 완전히 섞이면 나무주걱으로 저으면서 약한 불을 가한다. 색이 투명해지면 마무리.

매실과 간장으로 만든 엽차
梅醬番茶

효능 간장의 활동을 돕는다. 술을 마신 후나 감기에 걸렸을 때도 효과적이다.

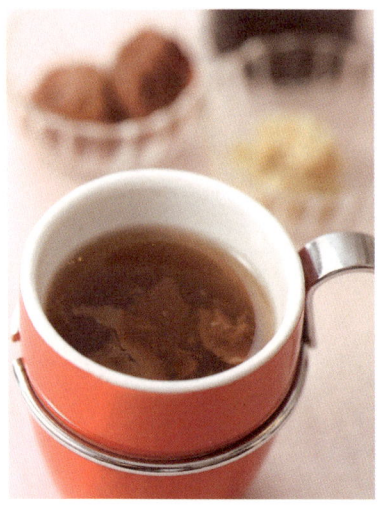

| 재료 | 1인분

무첨가 우메보시 … 1개 (중간 크기)
간장 … 5방울
생강즙 … 약간
산넴반차 … 1컵

*삼넴반차(三年番茶): 녹차나무의 줄기 부분을 3년간 숙성시켜 만든 카페인이 없는 차

 만드는법

1 찻잔에 우메보시를 넣고 젓가락으로 우메보시를 으깬다.
2 간장을 넣어 우메보시와 잘 섞는다.
3 뜨거운 산넴반차를 넣어 휘젓는다.
4 마지막에 생강즙을 넣어 마무리.

양배추 차

효능 양배추 성분은 위의 활동을 돕는다. 기름기 있는 음식을 먹고 체했을 때 효과가 있다.

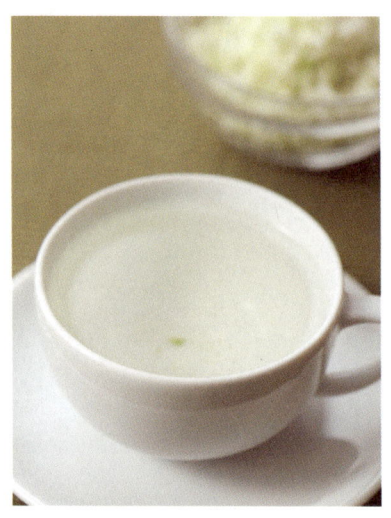

| 재료 | 1인분

양배추 … 1/4컵 (잘게 썬다)
물 … 2컵

 만드는법

1 냄비에 양배추와 물을 넣는다.
2 약한 불에서 천천히 끓인다.
3 끓으면 불을 약하게 하여 보글보글 20분 더 끓인다.
4 양배추를 걸러내고 마무리.

매실과 간장으로
만든 갈탕
梅醬葛湯

효능 장의 활동을 방해하는 기름기 많은 음식, 향신
료가 많이 들어간 음식 등을 먹고 배가 더부룩할 때
효과적이다.

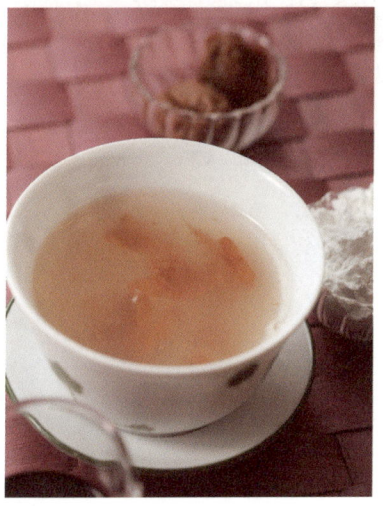

| 재료 | 1인분
무첨가 우메보시 … 1/2개
산넹반차 또는 물 … 1컵
갈분(칡 녹말, 칡 전분) … 1작은술
간장 … 5방울

만드는 법

1 냄비에 갈분을 넣는다. 물 또는
  차가운 산넹반차를 조금씩 넣
  으면서 갈분을 녹인다.
2 우메보시를 넣어 좀 더 천천히
  섞으면서 약한 불을 가한다.
3 천천히 저으면서 걸쭉해지면
  간장을 떨어뜨려 마무리.

무말랭이와
말린 표고버섯 차

효능 무말랭이는 몸속에 쌓인 지방 분해를, 말린 표
고버섯은 콜레스테롤 분해를 돕는다.

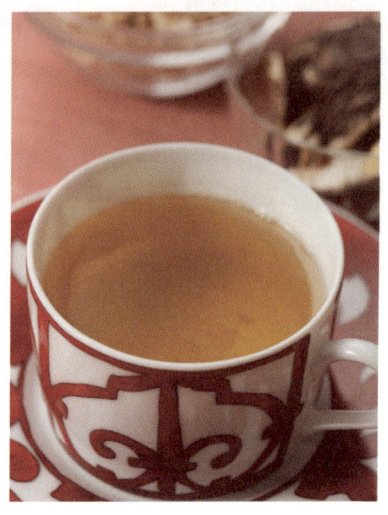

| 재료 | 1인분
무말랭이 … 1/4컵
말린 표고버섯 … 1장
물 … 2컵

만드는 법

1 냄비에 무말랭이, 말린 표고버
  섯을 넣고 물을 붓는다.
2 약한 불로 보글보글 끓인다.
3 끓고 나서 15분간 더 약한 불로
  끓인다. 이때 강한 불이 안 되도
  록 주의한다.
4 건더기를 걸러내고 마무리.

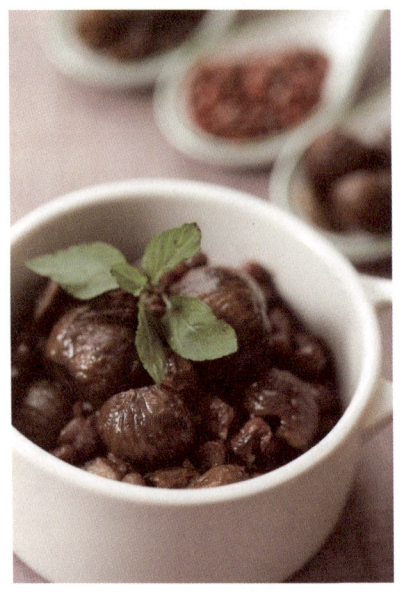

팥 콤포트

효능 팥은 예부터 간장의 활동을 돕는 식재로 알려져 있다. 수분과 과일을 많이 먹어 몸이 부었을 때 부기를 빼고 조여 주는 효과가 있다.

| 재료 | 1인분

팥 … 1/2컵

건포도 … 1큰술

맛밤 … 5~6개 (껍질 벗긴 것)

물 … 3컵 이상

다시마 … 1cm 조각

만드는 법

1 팥을 씻어서 하룻밤 정도 담가둔다. 시간이 없으면 1시간 정도 물에 담가둔다.

2 건포도는 봉투에서 꺼내 흩어놓는다. 맛밤은 반 정도 크기로 손으로 쪼갠다.

3 뚝배기에 팥, 건포도, 맛밤을 순서대로 넣고, 팥이 완전히 무를 때까지 물을 부어 약한 불로 끓인다.

4 끓으면 다시마를 넣어 다시 약한 불로 푹 익힌다. 팥이 가끔 수면 위로 나올 정도가 되면 물을 더 붓는다.

5 팥이 손으로 부서질 정도로 부드러워지면 물을 더 이상 붓지 말고 졸인다.

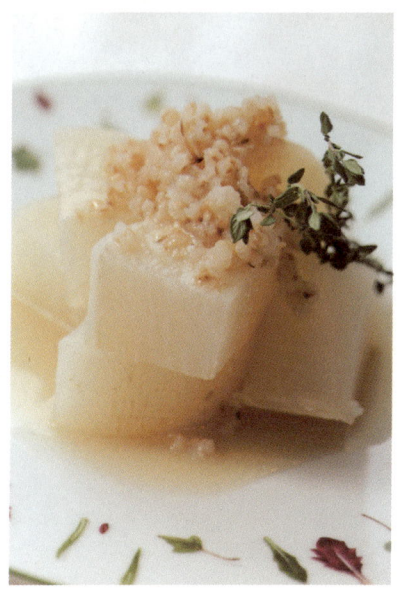

무 조림

효능 무는 몸속에 있는 여분의 미네랄과 지방의 분해를 돕는 채소다. 생선 요리나 염분을 너무 많이 섭취했을 때 효과적이다.

| 재료 | **2인분**

무 … 10cm

(직경 8cm 기준)

현미 … 2큰술

보리된장 … 1작은술

다시마 … 5cm 조각

물·간장 … 적당량

만드는 법

1 현미는 약한 불에서 천천히 노르스름하게 될 때까지 볶는다.

2 2cm 정도의 두께로 썬 무의 뒷면에 십자로 칼집을 넣어 맛이 잘 배게 한다.

3 냄비에 다시마를 깔고, 십자로 칼집을 넣은 면을 밑으로 가게 해서 무를 올려놓고, 무가 반쯤 잠길 때까지 물을 붓는다.

4 볶은 현미를 넣어 약한 불에서 조린다.

5 무가 부드러워지면 맛을 보고, 간장으로 싱겁게 맛을 낸다.

6 양념절구에 된장을 넣고 무에서 우러나온 국물을 넣어 소스를 만든다.

7 먹기 쉬운 크기로 잘라 소스를 뿌려 먹는다.

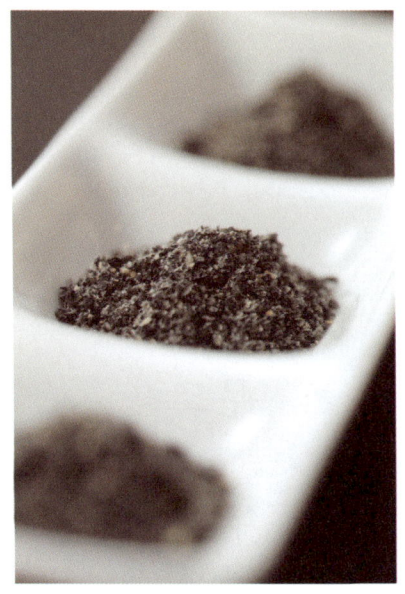

깨소금

효능 깨소금은 음식의 조화를 만드는 일등 조미료로 만들 때의 자세가 포인트다. 등을 펴고 천지의 에너지가 몸을 통과한다고 상상하며 만든다.

| 재료 |

검은깨 … 18g

소금 … 1g

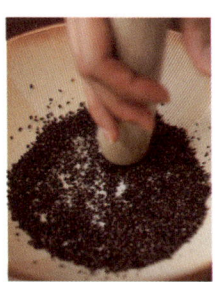

 만드는 법

1 소금을 프라이팬에 볶아 수분을 없앤다.

2 1의 소금을 양념절구에 넣어 가루가 될 때까지 나무공이를 왼쪽으로 돌리면서 간다. 가능한 한 곱게 갈도록 한다.

3 검은깨를 프라이팬에 볶는다. 천천히 볶는 것이 포인트다.

4 2의 절구에 3의 검은깨를 넣어 이번에는 나무공이를 오른쪽으로 돌리면서 간다. 이때 힘을 주지 않도록 하면서 나무공이를 젓는다.

5 검은깨가 80% 정도 갈아지면 마무리. 병에 담아두면 2주 동안 먹을 수 있다. 한 번에 1/2작은술, 하루 1작은술 정도가 적당하다.

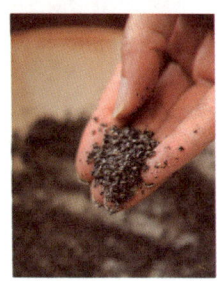

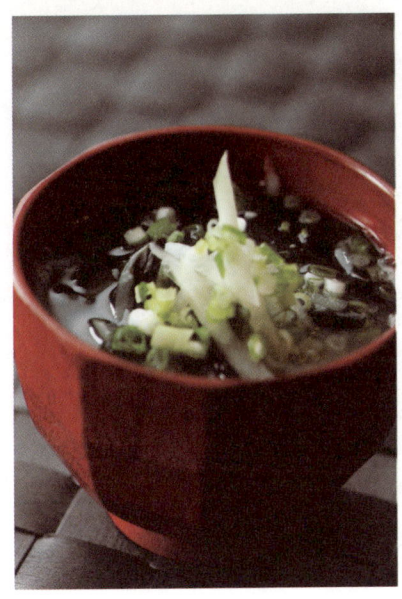

미역과 무를 넣은
된장국

효능 미역으로 우려낸 국물은 여성성을 높여 준다. 미역은 끓인 후, 한참을 졸이면 식감이 나빠지므로 주의한다.

| 재료 | 4~5인분

무 … 5cm

(직경 8cm 기준)

마른 미역(자른 건조 미

역) … 2큰술

보리된장 … 1/2큰술

물 … 5컵 이상

쪽파 … 적당량

만드는 법

1 무는 가늘게 채 썬다. 미역은 재빨리 씻어서 물에 불린다.

2 냄비에 미역 불린 물과 미역, 무를 넣고 천천히 중불로 가열한다. 끓기 직전에 불을 약하게 한다.

3 양념절구에 된장을 넣고 2의 국물을 부어 잘 푼 다음, 냄비에 부어 맛을 잘 조절한다.

4 1분 정도 더 끓여 마무리.

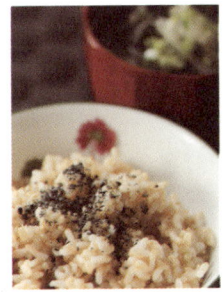

간 무와 두부로
만든 수프

효능 간장에 쌓인 콜레스테롤을 분해하는 훌륭한 일품요리
다. 무와 두부의 달콤함에 깜짝 놀랄 것이다.

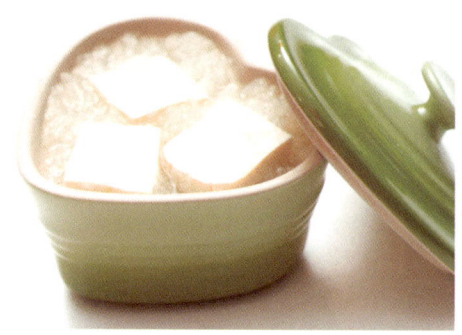

| 재료 | 2인분

껍질을 벗겨 간 무 … 3컵
두부 … 1/2모 (150~180g)
소금 … 약간

만드는 법

1 뚝배기에 간 무와 약간의 소금을 넣고 뚜껑을 덮어 약한 불로
  끓인다.

2 3분 정도 후 뚜껑을 열면, 간 무가 눈처럼 포근포근해 보이는
  상태가 된다.

3 먹기 쉬운 크기로 자른 두부를 넣고, 3분 정도 약한 불에서 더
  끓여 수분을 없앤다.

4 무의 수분이 없어지면 불을 끄고 마무리.

5 그릇에 담아 그대로 먹는다.

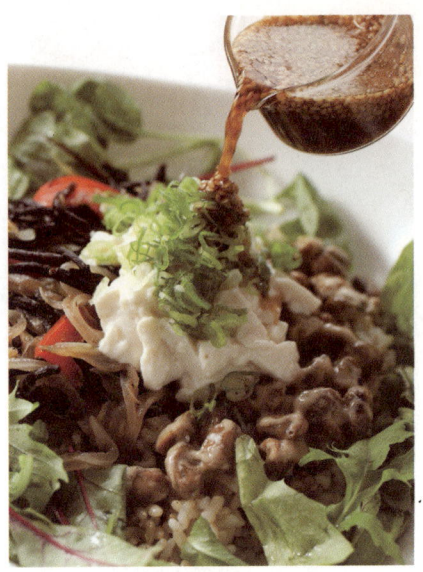

건강 덮밥

효능 낫토는 끈적해질 때까지 섞어야 맛있고 소화가 잘된다. 가을과 겨울에는 파프리카를 당근 대신 넣는다.

1 톳은 물에 불리고, 손으로 적당히 잘라둔다.
2 냄비를 데워 올리브 오일을 소량 넣는다. 양파를 넣고 단맛이 나 오도록 천천히 볶는다.
3 얇게 채 썬 셀러리를 넣고 익을 때까지 볶는다.
4 채 썬 파프리카를 넣어 볶는다.
5 톳을 넣어 섞고, 톳을 불린 물을 1/4컵 넣어 약한 불로 익힌다.
6 간장 1/2작은술을 냄비의 가장자리부터 넣는다.

● **낫토** 낫토는 그릇에 담아 끈적끈적해질 때까지 잘 섞어 파, 겨자, 간장을 넣어 좀 더 섞는다.
● **소스** 양념절구에 깨를 넣어 향기가 날 때까지 잘 간다. 간장, 식초를 넣어 섞은 다음 취향에 따라 물이나 맛국물을 넣는다.
● **마무리** 그릇에 현미, 골고루 섞어둔 톳과 채소, 무, 낫토, 마지막으로 두부를 한가운데에 얹는다. 취향에 따라 김, 깨를 뿌리고, 먹을 때 전체를 잘 섞는다. 싱거우면 소스를 뿌려 먹는다.

| 재료 | 4~5인분

톳 … 2큰술 (건조시킨 상태)
올리브 오일 … 적당량
양파 … 1/2컵 (얇게 썬다)
셀러리 … 1/2컵 (얇게 채 썬다)
파프리카 … 1/4개
간장 … 1/2작은술
낫토 … 1컵
파 … 2큰술 (얇게 썬다)
겨자, 간장, 식초 … 적당량
무 … 적당량
연두부 … 1모 (약 300g)
김, 깨 … 적당량

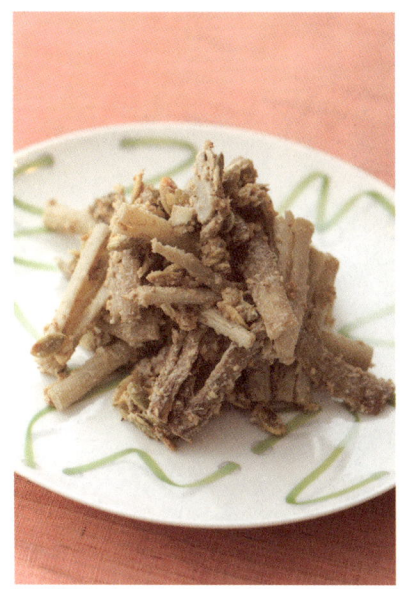

우엉 된장 무침

효능 우엉에는 조이는 힘이 있다. 우엉을 천천히 약한 불로 부드럽게 익히는 것이 포인트다.

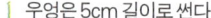

| 재료 | 2인분

우엉 … 30cm

다시마 … 5cm 조각

호박씨 … 2큰술

깨 … 1큰술

식초 … 1큰술

된장 … 1큰술

만드는 법

1 우엉은 5cm 길이로 썬다.

2 냄비에 다시마, 우엉을 넣고, 우엉이 잠길 정도로 물을 붓는다.

3 뚜껑을 덮고 약한 불로 천천히 조린다.

4 우엉이 부드러워지면 도마로 옮긴 다음, 나무공이로 두들겨 우엉을 쪼갠다.

5 절구에 볶은 호박씨, 깨를 넣어 간다.

6 된장, 식초를 5에 넣어 잘 섞는다.

7 6에 우엉을 넣어 잘 섞어 마무리.

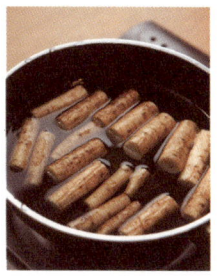

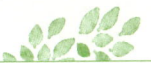

마크로비오틱 미인이 되는
라이프스타일

아름다움은 매일 조금씩 쌓여 완성된다. 매일 실천하기 어렵다면 일주일에 한 번, 한 달에 하루라도 좋으니 '예뻐지는 날'을 정해 정기적으로 '표준식'을 실천하여 컨디션을 조절했으면 한다. 구체적으로는 일주일에 한 번또는 한 달에 한 번, 동물성 식품과 설탕을 섭취하지 않고 현미를 중심으로한 표준식을 먹는 날을 정하자. 그리고 가능한 한 느긋하게 보낸다. 몸은균형을 되찾아 매우 활기차질 것이다.

아침 식사 가볍고 소화가 잘되는 음식을 선택한다.

주식 ● 현미 죽이나 오트밀 죽

수프 ● 미역으로 국물을 낸 된장국

사이드 요리 ● 셀러리나 푸른 채소를 사용한 야채 찜, 레몬과

식초를 넣은 드레싱

추천 홈 메이드 레메디 ● 몸이 힘들게 느껴지는 사람에게는 오렌지 주스, 몸이 무겁게 느껴지는 사람에게는 '달콤한 채소 수프'(p. 189), 아침 식사를 만들 시간이 없는 사람은 감주와 두유, 뮤즈리(오토밀을 기본으로 여러 곡물을 섞어 만든 시리얼)와 함께 먹는 것도 추천한다.

점심 식사 현미밥

주식 ● 현미밥을 꼭꼭 씹어 먹는다.

현미를 잘 씹어 먹기 위해서는 현미밥과 '깨소금'(p. 196)을 추천한다. 주먹밥을 만들어 먹어도 좋다.

간식 '달콤한 채소 수프'(p. 189)나 '율무조청을 넣은 갈탕'(p. 191)이 좋다. 그래도 뭔가가 먹고 싶다면, 차조와 사과를 함께 조린 디저트나 율무조청을 한 스푼 먹는 것도 좋다.

저녁 식사 균형 잡힌 '표준식'

주식 ● 현미밥

수프 ● 된장국

해조 ● 톳과 미역 등 해조를 사용한 레시피

채소·콩류 ● 계절 채소, 두부 등을 사용한 레시피

식후에는 '팥 콤포트'(p. 194) 등을 추천한다.

'예뻐지는 날'에는 커피 같은 자극적인 음료를 피하고, 삼넨반차(三年
番茶: 녹차잎을 수확한 후 줄기 부분을 3년간 숙성시켜 만든 엽차)를 마신다. 집에서
좋아하는 DVD를 보거나 책을 읽거나 편안히 쉬어 보자. 바쁜 생활 속에서
잃어버린 몸의 균형을 되돌림과 동시에 마음의 여유를 되찾는 시간이다.
특별한 하루가 이제부터 당신의 아름다움을 응원할 것이다.

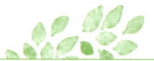

'보름날'은
디톡스데이

보름날, 지구상에는 보름달이 가진 '음성'의 느슨한 힘으로 가득하다. 보름날은 '느슨한 힘'을 살려 몸과 마음을 해방시키고, 불필요한 것을 몸 밖으로 배출하는 '디톡스데이(detox day)'로 하자.

| 보름날의 식사법 |

보름날은 가능한 한 '음성'의 느슨한 힘을 가진 음식을 먹는다.

추천메뉴 오트밀 죽, 크랜베리 탄산음료(탄산수와 크랜베리 주스를 섞어 만든 것), 카레(채소와 자연 향신료를 사용한 것)나 향신료를 약간 사용한 레시피도 이날에는 좋다. 된장국을 먹는다면 말린 표고버섯으로 국물을 낸 것이 좋다.

| 보름날의 생활법 |

보름날에는 지금까지 있었던 싫어하는 일, 마음의 상처가 되었던 일을 모두 용서하는 날로 하자. 그러기 위해선 다음과 같이 실천해 본다.

준비물	물, 만월염(천일염), 컵
방법	1. 물이 든 컵에 소금을 약간 넣는다.
	2. 테이블 위에 컵을 놓고 양손으로 감싼다. 눈을 감고 깊게 호흡을 세 번 하고 마음을 가라앉힌다.
	3. 마음을 가라앉혔으면 '미안해요. 용서해 주세요. 고맙습니다. 사랑합니다'라고 세 번 속삭인다.
	4. 그 물을 씹듯이 마신다.

위에서 속삭인 말은 하와이 전통 치유요법인 '호 오포노포노'에서 쓰는 말이다.

물은 정화를 도우므로 흐렸던 마음을 밝게 한다. 물에 그 말을 전사하여 마심으로써 말이 가진 진동이 몸속으로 전해지고 과거의 상처와 아픔을 치유한다. 이 밖에 수증기 사우나에 가거나 땀을 흘리는 것도 좋다.

아주 순하고 느슨한 에너지가 작용하는 보름날 밤에는 여성성이 높아진다. 이때를 계기로 몸과 마음을 자연의 리듬에 맞춰 개선해 보자.

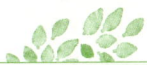

주말을 이용한
리셋&밸런싱

몸속을 깨끗하게 하기 위한 가장 효과적인 방법은 소식이다. 먹는 양을 줄이고 내장을 깨끗하게 하여 균형을 되찾아 보자.

| 식사법 |

◌ 금요일 ◌

금요일의 저녁 식사는 가능한 한 빨리 끝낸다. 식사 후부터 프로그램을 시작한다. 우선은 금요일 저녁 식사 후부터 토요일 아침까지는 가볍게 단식한다. 먹을 수 있는 음식은 물, 삼녕반차, 사과 주스뿐이다.

☼ 토요일 ☼

늦은 아침 식사를 한다. 금요일 저녁 식사 이후 12시간 이상의 간격을 목표로 한다. 우선은 물을 한 잔 마신다.

아침 식사   '달콤한 채소 수프'(p. 189)나 사과 주스

원기가 없으면 '매실과 간장으로 만든 엽차'(p. 192)

음료수라도 입에 넣어 최소 3번은 씹은 다음 마신다.

오트밀 죽

점심 식사   현미 죽과 우메보시

한입에 30번은 씹는다.

간식   '율무조청을 넣은 갈탕'(p. 191)

저녁 식사   현미밥과 미역으로 국물을 낸 된장국

'무 조림'(p. 195)

'팥 콤포트'(p. 194)

저녁 식사는 가능한 한 일찍 먹는다.

| 밤을 보내는 방법 |

미지근한 물을 욕조에 받아 여유롭게 몸을 담근다. 몸이 충분히 따뜻해지면 꼭 짠 수건으로 전신을 마찰하듯이 닦는다.

　　TV는 될 수 있으면 보지 말고 머리를 휴식시킨다.

◎ 일요일 ◎

아침 식사　　토요일 밤부터 최소 12시간 이상 간격을 둔다. 일어나면 물을 한 잔 마신다.

사과 주스(상온에 둔 것이 좋다)

한입에 3번은 씹어 마신다.

두 번째 식사　　토요일 저녁 식사 후 20시간 이상 간격을 둔다(늦은 점심 식사가 된다).

현미 죽과 우메보시

한입에 30번은 씹는다.

간식　　'율무조청을 넣은 갈탕'(p. 191)

저녁 식사　　토요일 저녁 식사 후 24시간의 간격을 둔다.

'건강 덮밥'(p. 199)

한입에 50번은 씹어 먹는다.

식사는 가능한 한 이른 시간에 끝내고 다음날 아침까지 몸속에 음식물을 넣지 않는 시간을 갖는다. 수분 보충은 물이나 삼냉반차로 한다. 그래도 단것이 먹고 싶을 때는 '율무조청'(p. 182)을 한 스푼 먹는다.

주말을 이용한 리셋&밸런싱은 일을 쉬는 날에 몸의 피로를 풀 때 추천하는 프로그램이다.

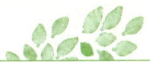

브라운 라이스 크림
다이어트

하루 중 한 끼를 '브라운 라이스 크림'(현미 죽을 천으로 걸러 크림 상태로 만든 것)으로 한다. 가능하다면 한 달 동안 실천해 본다.

브라운 라이스 크림은 죽보다 흡수력이 높다. 하루 한 끼를 평소 식사 대신 브라운 라이스 크림으로 바꾸면 소장이 휴식을 취할 수 있어 몸의 활력을 충전할 수 있다. 무리하지 않고 다이어트를 하고 싶을 때, 몸이 지쳤을 때, 특히 장이 약해진 사람에게는 건강을 되찾기 위해 적극 추천한다.

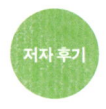
지금 바로
'마크로비오틱'을 실천하자

"이 사진(p. 7) 공개하는 거야? 그거 참 좋네. 분명 모든 사람들이 용기와 희망을 가질 거야."

마크로비오틱을 지도해 준 현미 김초밥점 주인아저씨는 내가 이 책 속에 '마크로비오틱 이전' 사진을 실어 출판하는 데 큰 용기를 주었다.

쿠시 미치오 선생님을 비롯한 마크로비오틱을 실천해 온 선생님들의 가르침을 내 나름대로의 방법으로 전할 수 있게 되어 큰 감사와 함께 책임의 무게를 느낀다. 예뻐지기 위한 방법을 혼자서라도 많은 사람들에게 전하고 싶은 마음은 매일 더욱 커지고 있다. 마크로비오틱을 계속 실천하길 잘했다고 생각하며, 요리와 생명이 직결되어 있음을 늘 실감하고 있다.

마크로비오틱은 지금 시대에 많은 사람들의 관심과 지지를 얻게 되었다. 내가 운영하는 마크로비 카페도 점포가 네 개로 늘었고, 가게에는 손님들의 발길이 끊이지 않는다. 손님들에게 '예뻐지는 식사법' 마크로비오틱을 알려 주면 모두 흥미로워 한다. 얼굴과 몸과 마음이 예뻐지는 식사법을 이 책을 계기로 많은 사람들이 실천해 주었으면 하는 것이 지금 나의 꿈이다.

이 책을 쓰게 된 계기를 만들어 주신 소프트뱅크 크리에이티브의 나카모토 토모코 씨, 언제나 마크로비오틱을 널리 알리기 위해 나의 꿈을 기획하고 구체화시켜 주시는 스파이럴업의 사토 시즈코 씨. 나의 꿈을 응원해 주신 두 분께 감사한다. 그리고 지금까지 마크로비오틱을 전파해 주신 쿠시 미치오 선생님을 비롯하여 많은 선생님들께 진심으로 감사를 전한다.

마지막으로 나에게 마크로비오틱을 가르쳐 준 현미 김초밥점 아저씨, 이 책의 감수자인 나카 히로유키 선생님께는 끈기 있게 지도해 주셔서 깊이 감사한다. 덕분에 나는 찬란한 인생을 보낼 수 있게 되었다. 그분은 나의 생애를 걸고 꿈을 이룰 수 있는 파트너가 되었다. 그것은 마크로비오틱을 실천하면서 얻은 가장 멋진 보물이기도 하다.

여러분도 마크로비오틱을 실천함으로써 꼭 멋진 인생을 보낼 수 있을 것이다. 우선은 맛있는 현미밥을 지어 보길 바란다.

2009년 9월

나카 미에

나만의 아름다움을 찾아 주는 '마크로비오틱'

"食(음식)은 人(사람)을 良(좋아지게) 한다."

좋은 음식, 올바른 음식의 선택은 사람을 좋게, 즉 예뻐지게 한다. 예뻐지는 것은 건강해지는 것이고, 건강해지는 것은 곧 예뻐지는 것이다.

생기에 차 있고 자연 에너지가 가득한 채소를 보면 '신선하다', '맛있겠다' 하며 먹음직스럽다고 느끼는 것처럼 활기 있고 건강한 사람에게서는 '멋있다', '예쁘다'는 인상을 받는다.

현대 사회는 다양한 패션과 미용법이 넘쳐나고 예뻐지는 방법도 여러 가지다. 화장을 하거나 예쁜 옷을 입거나 성형수술을 하는 것도 한 방법이다. 그러나 속에서 우러나오는 에너지야말로 결국 상대방을 매료시키고 진정한 매력이 될 수 있다. 그리고 그것은 돈 주고 사올 수 없는 것이다.

나 자신이 아토피에 시달리다가 시작하게 된 마크로비오틱. 온몸의 피부에 나타난 증상은 너무나 심해서 예쁨과는 거리가 멀었다. 마크로비오틱을 실천하면서 밉기만 하던 아토피가 몸에서 보낸 신호라는 걸 알게 되었다. 이젠 오히려 아토피에게 감사하게 되었다. 이런 마음의 변화 자체가 건강으로의 한 걸음, 예쁨으로의 한 걸음인 것 같다.

이 책을 읽으면 고민을 하나라도, 몸에 나타난 트러블을 하나라도 긍정적으로 받아들일 수 있게 될 것이다. 무조건 약으로 억제하거나 고치는 게 아니며, 숨기거나 포기하는 것은 더더욱 아니다. 진지하게 자신과 마주하고 원인을 알아내서 해결해 나가는 것이다.

몸의 밸런스를 맞추다 보면 음식과 증상의 인과관계를 알 수 있어서 자연계와 몸의 관계가 신기하고 재미있게 느껴질 것이다. 자연의 흐름에 몸을 맡기고 자연으로부터 혜택을 받으면서 자신의 생명력을 높이는 마크로비오틱. 그것은 말 그대로 자신의 삶을 최대한 만끽하는 방법이다.

진정한 아름다움은 이미 자신 속에 있다. 몸의 밸런스를 맞추면 나타나는 그 모습은 자기만족뿐 아니라 상대방도 매료시킬 것이다.

자신만의 아름다움과 예쁨, 그리고 편안함을 실감하도록 식생활과 생활습관을 개선해 보자.

당신도 이제 마크로비오틱으로 예뻐지고, 건강해지고, 행복하기를!

2010년 9월

이와사키 유카

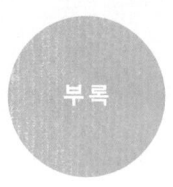

'마크로비오틱 요리 전문가 이와사키 유카의 어드바이스'

이 책에 나오는 식재료&레시피

된장국 ● 본서에 나오는 된장국은 국물까지 다 마신다. 국물까지 마시기에 부담이 없는 정도로 간을 해야 한다. '미역과 무를 넣은 된장국'(p. 197) 외에 다시마와 말린 표고버섯으로 맛국물을 만든 된장국도 있다. 한국의 된장찌개처럼 된장을 녹인 후 오래 끓이지 않는다.

줄기차 ● 녹차 잎을 수확한 후 줄기 부분을 볶아서 만든 차. 3년 동안 숙성시킨 것을 특히 삼넹반차(三年番茶)라고 한다. 삼넹반차 외에 늘 마시는 음료로 현미차(녹차가 들어가지 않은 현미쌀만을 볶아서 만든 차), 보리차가 있다.

톳 ● 본서에 나온 톳은 모두 건조시킨 톳을 말한다. 염장된 톳은 물로 잘 씻고 잠시 담가뒀다가 짠맛을 없애고 사용한다. 생 톳의 경우에는 미역처럼 사용하거나 간장, 생강으로 조려서 비린내를 없애고 사용하면 좋다.

칡 전분 ● 칡뿌리에서 추출한 가루를 말려서 만든 전분이다. 물에 넣고 가열하면 끈기가 생긴다. 몸을 따뜻하게 해주고 장 기능을 정상적으로 회복시키는 작용을 한다. 자양강장에도 좋다. 감자, 고구마, 옥수수 전분은 이런 작용이 없으며, 오히려 반대 작용을 갖고 있다. 너무 강한 '음성' 음식이니 사용하지 않는 것이 좋다. 경우에 따라 찹쌀가루, 마가루, 현미 등으로 대체할 수 있다.

사과 주스, 귤 주스 ● 몸의 밸런스를 유지하는 효과가 있다. 설탕이 들어가지 않고 희석하지 않은 100% 원액 과즙 주스를 쓴다.

우메보시 ● 우메보시는 매실을 소금에 절여서 만든 음식이다. 판매되고 있는 것은 첨가물이 들어가 있는 경우가 많다. 매실, 소금, 자소로만 만든 것을 선택해야 한다. 우메보시는 산성의 몸을 알칼리성으로 바꿔 주고, 위나 장의 활동을 도와주며, 피로회복, 해독 작용에도 좋다. 매실을 사서 집에서 만들어 먹으면 더욱 좋다.

🌿 자소를 사용하지 않은 흰 우메보시 만들기

| 재료 |　황매실 1kg, 소금 200g

1. 황매실은 씻어서 하룻밤 물에 담가둔다.

2. 물기를 빼고 매실에 상처가 나지 않도록 꼭지로 꼭지를 뺀다.

3. 행주로 매실의 물기를 잘 닦아서 반 분량의 소금과 잘 섞는다.

4. 용기에 소금, 3의 매실, 소금, 3의 매실의 순서로 넣고 마지막에 소금을 뿌린다.

　　1~2kg의 누름돌을 놓고 뚜껑을 덮어서 시원한 곳에 3주 정도 놔둔다.

5. 날씨가 좋을 때 체에 펼쳐놓고 하루에 한 번 뒤집어서 3일 동안 햇빛을 받게 한다.

6. 3일이 지나면 4에서 우러난 국물(매실초)에 담가 보관한다.

소금 ● 정제되거나 굽지 않은 생 천일염을 권장한다. 알맹이가 작은 것이 사용하기 편하다. 간수 성분이 많거나 불순물이 많으면 회색이 되므로 미네랄 성분이 작당히 포함되어 밸런스가 좋은 흰색 천일염을 선택한다.

보리된장 ● 대두가 주원료인 순창된장을 사용한다. 일반적으로 순창된장은 보리된장보다 단맛이 덜 나고 양성이다. 메주된장은 염분이 강해 요리에 응용할 때 어려움이 있을 수 있다. 그럴 때는 콩가루를 섞어 염분을 조절하거나 대두, 식염, 종국(누룩을 제조할 때 씨가 되는 것) 등 순한 재료로 만든 순창된장을 사용한다.

율무조청 ● 율무조청은 정제되지 않은 쌀조청으로 대체 가능하다. 올리고당이나 투명하게 정제된 물엿보다는 갈색 물엿을 추천한다. 기미나 주근깨가 있다면 율무차도 좋다.

달콤한 채소 수프 ● 레시피(p. 189)에 나오는 호박은 애호박이 아닌 단호박, 밤호박을 말한다. 국산 호박을 구입하기 어려울 때는 애호박으로 대신해도 좋다. 애호박은 단호박보다 '음성' 기운이 강하다.

민들레 커피 ● 몸을 조이는 '양성' 작용을 한다. 민들레 커피는 인터넷으로도 구입 가능하다. 대체용으로는 현미밥으로 커피 원두 비슷하게 검은 누룽지를 만들고 그것으로 숭늉을 만들어 마셔도 된다. 설탕을 과잉 섭취했을 때는 현미나 된장국, 근채류로 만든 수프를 마시면 몸을 중화시키는 데 도움이 된다.

율무조청으로 만든 갈탕 ● 율무조청 대신 쌀조청으로 만들 수 있다. 끈기는 찹쌀가루나 마가루로 대신한다.

매실과 간장으로 만든 엽차 ● 자연식품매장에서 파는 매실 농축액을 뜨거운 물에 대두 한

알 정도의 크기만큼 녹여서 마신다. 간장을 한 방울 넣어도 좋다. 과음했을 때는 해조를 넣은 된
장국을 마시는 것도 해장이 된다. 감기 기운이 있을 때는 무즙(밑 부분) 3큰술, 생강 1작은술, 간
장 2/3큰술, 뜨거운 차 2컵을 섞어서 마신다(노인, 소아에게는 강하므로 양을 적게 해서 만든다).

매실과 간장으로 만든 갈탕 ● 매실 농축액을 마셔도 좋다. 된장국을 마셔도 장 활동에 도
움이 된다. 아랫입술이 부었을 때는 생강차(생강즙 2작은술, 조청 1작은술을 뜨거운 물 3/4컵에 녹인
다)도 효과가 있다.

옮긴이 정유선

저작권에이전시인 비앤비에이전시 대표이자, 일본어 전문 번역가로 활동 중이다.
역서로《On & OFF》《차이나 임팩트》《프레젠테이션 잘 하는 법》《웹3.0》《20대, 인맥을 넓혀라》
《만병의 원인은 스트레스다》《아이 러브 포토 스타일》등 다수가 있다.

예뻐지는 식사법

1판 1쇄 발행 2010년 9월 25일

지은이 | 나카 미에 · 나카 히로유키
감수 | 이와사키 유카
옮긴이 | 정유선
편집진행 | 김현숙
본문디자인 | 옐로우
표지디자인 | 옐로우

펴낸곳 | 아이콘북스
펴낸이 | 정유진
주소 | 서울시 강서구 가양3동 1490번지 907동 810호
전화 | 070-7582-3382
팩스 | 02-325-9957
E-mail iconbooks@hanmail.net

2010 ⓒ 아이콘북스
ISBN 978-89-957555-8-7   13510

아이콘북스는 독자 여러분의 다양한 아이디어와
원고 투고를 설레는 마음으로 기다리고 있습니다.
보내실 곳 : iconbooks@hanmail.net